普通医药院校创新型系列教材

公共卫生与流行病学

王劲松　主编

科学出版社
北京

内 容 简 介

公共卫生是健康中国的重要保障,我国卫生事业在取得重大成就的同时,其发展还不充分。基层服务能力不足、人力资源缺乏是主要制约因素。本教材不但系统介绍了公共卫生与流行病学重要的经典理论知识,帮助读者树立大卫生、大健康观念,还详细讲解了基本公共卫生服务和突发公共卫生事件相关知识,对基层卫生工作者开展公共卫生服务具有切实可行的指导效果。

本教材是扬州大学重点教材,可供普通医药院校医学及相关专业本、专科学生,继续教育学员,以及从事各层次医学及相关专业教学、管理工作者参考、学习使用。

图书在版编目(CIP)数据

公共卫生与流行病学 / 王劲松主编. —北京:科学出版社,2018.2
普通医药院校创新型系列教材
ISBN 978 - 7 - 03 - 055549 - 6

Ⅰ.①公… Ⅱ.①王… Ⅲ.①公共卫生学-医学院校-教材②流行病学-医学院校-教材 Ⅳ.①R1

中国版本图书馆 CIP 数据核字(2017)第 286174 号

责任编辑:闵 捷
责任印制:谭宏宇 / 封面设计:殷 靓

科 学 出 版 社 出版
北京东黄城根北街 16 号
邮政编码:100717
http://www.sciencep.com
广东虎彩云印刷有限公司印刷
科学出版社发行 各地新华书店经销
*
2018 年 2 月第 一 版 开本:889×1194 1/16
2021 年 3 月第五次印刷 印张:9 1/4
字数:250 000

定价:48.00 元

普通医药院校创新型系列教材

《公共卫生与流行病学》
编辑委员会

主 编

王劲松

副主编

卢光玉 刘 星 孙 峰 孙 蓉

编 委

（按姓氏笔画排序）

丁晓帆 王东玲 王劲松 卢光玉 刘 星
孙 峰 孙 蓉 李湘鸣 陈 琨

前　言

　　根据21世纪以来世界卫生形势和我国卫生与健康大会及建设"健康中国2030"对公共卫生工作的总体要求,为适应新时期临床医学和护理人才掌握预防医学相关知识和技能、树立大健康观念的需求,编委会经过深入讨论,对现行预防医学的教学体系和教学内容进行了较大幅度的改革。本教材更加强调基本公共卫生服务的应用,因而,在内容和体系上将传统的劳动卫生、学校卫生、环境卫生进行了压缩,重点介绍了与当前主要卫生问题密切相关的流行病学、营养学和基本公共卫生相关内容。在学习流行病学基本概念和方法、树立大卫生、大健康观念的基础上,通过对基本公共卫生服务和突发公共卫生事件的阐述,将"人人为健康、健康为人人"通过医学教育落到实处。

　　为了全人类和我们自身的健康,为了建设"健康中国2030",我们应该具备正确的公共卫生观念,掌握必要的公共卫生和流行病学的知识和技能,并努力将其应用于建设健康中国的实践。

　　感谢各位编写者与出版人,他们给了我们一本具有较强实践指导意义的公共卫生教材,我相信这本教材会给所有需要它的人带来公共卫生知识、信念与行为指导。本书由扬州大学出版基金资助。

主编

2017 年 10 月

目　录

第四章　流行病学概述 032

第五章　流行病学研究方法 047

第六章　病因与偏倚 072

第七章　基本公共卫生服务 082

第八章 突发公共卫生事件 092

第九章 常见疾病预防与控制 102

第十章 循证医学与循证实践 112

附 录 121

第一章

绪　论

第一章

学习要点

- **掌握**：① 健康的概念；② 三级预防的策略。
- **熟悉**：① 公共卫生的定义；② 医学模式。
- **了解**：① 基本公共卫生服务；② 三次公共卫生革命。

第一节　公共卫生与健康

一、公共卫生的定义

人们早已认识到人类的生存和发展与健康密切相关。当人们聚居成群并出现组织形式时，为了保障族群的生存和发展，人们开始通过组织的力量解决群体性的负面健康问题，公共卫生的概念和实践在此过程中逐渐产生。公共卫生来源于人们对健康的认识和需求，从饮食、供水、个人卫生和环境卫生实践开始，公共卫生的概念和理论也在上述具体实践中开始萌芽。现在，公共卫生已经成为现代化国家最重要的功能之一。

现代公共卫生起源于首先实现现代工业化的英国，因为英国最早面临工业革命带来的威胁人类健康的新环境。在中国，现代公共卫生是在应对公共卫生问题的进程中发展起来的。中华人民共和国成立后，在各种资源极其匮乏的条件下，党和政府领导卫生工作者因地制宜地制订了相应的卫生工作方针，成功地消灭了天花，控制了严重危害人们健康的传染病（infectious disease）和地方病，显著地降低了孕妇和婴儿死亡率，建立了覆盖城乡的基本医疗保健服务网，中国人民的人均期望寿命从 1949 年的 35 岁提高到 2016 年的 76.3 岁，基本公共卫生服务得到了极大改善。2016 年全国卫生与健康大会更是明确了"以基层为重点，以改革创新为动力，预防为主，中西医并重，将健康融入所有政策，人民共建共享"的卫生工作方针。

由于关系到人类健康、国家安全稳定，公共卫生一直是人们关注的热点，因而，其有多种定义。早期比较有代表性的定义由美国耶鲁大学公共卫生教授 Charles-Edward A. Winslow 在 1920 年提出，"The science and art of preventing disease, prolong life and promoting health and efficiency through organized community effort"，即公共卫生是通过有组织的社区努力来预防疾病、延长寿命、促进健康和提高效益的科学和艺术。这些努力包括改善环境卫生，控制传染病，教育人们注意个人卫生，组织医护人员提供疾病早期诊断（diagnosis）和预防性治疗的服务，以及建立社会机制来保证每个人都达到足以维护健康的生活标准。该定义清晰地描述了什么是公共卫生和公共卫生应该怎么做，界定了公共卫生的范围，指出了公共卫生在不同时期的目标，强调早期是要控制传染病和流行病,进一步则需要实现健康促进(health promotion),明确要通过有组织的社区努力保障每个公民都能享有健康长寿的人权。

1988年,美国医学研究所(Institute of Medicine,IOM)在《公共卫生的未来》这一里程碑式的研究报告中提出了更加精练明确的公共卫生定义:"公共卫生就是我们作为一个社会为保障人人健康的各种条件所采取的集体行动。"美国医学研究所的报告还界定了公共卫生的范围,确定了公共卫生的三个核心功能:评价(assessment)、政策研究制定(policy development)和保障(assurance)。

我国在2003年的全国卫生工作会议上首次提出了公共卫生的中国定义:"公共卫生就是组织社会共同努力,改善环境卫生条件,预防控制传染病和其他疾病流行,培养良好卫生习惯和文明生活方式,提供医疗服务,达到预防疾病、促进人民身体健康的目的。"该定义之后还有一段具体解释:"公共卫生建设需要国家、社会、团体和民众的广泛参与,共同努力。其中,政府要代表国家积极参与制定相关法律、法规和政策,对社会、民众和医疗卫生机构执行公共卫生法律法规,实施监督检查,维护公共卫生秩序,促进公共卫生事业发展;组织社会各界和广大民众共同应对突发公共卫生事件和传染病流行;教育民众养成良好卫生习惯和健康文明的生活方式;培养高素质的公共卫生管理和技术人才,为促进人民健康服务。"这是第一次由中国人提出的公共卫生定义,是在中国刚刚取得抗击严重急性呼吸综合征(sever acute respiratory syndrome,SARS)病毒战役的阶段性胜利背景下,全国公共卫生专业人员和各级政府官员认真总结的结晶,该定义兼有历史性、现实性和前瞻性,反映了我国公共卫生界对现代公共卫生的共识。

二、健康与医学模式

健康是基本人权,是人生最宝贵的财富,世界卫生组织(World Health Organization,WHO)早在1948年成立之初的《宪章》中就指出"健康不仅是没有疾病和虚弱,而且是身体、心理和社会适应方面的完美状态。"大部分人所持有的"无病即健康"的传统健康观已经不适应社会发展需要。1990年,WHO把对健康的认识更进一步地阐述为:躯体健康、心理健康、社会适应良好和道德健康四个方面。躯体健康指躯体的结构完好、功能正常,躯体与环境之间保持相对的平衡,这包括主要脏器无疾病,身体形态发育良好,体形均匀,人体各系统具有良好的生理功能,有较强的身体活动能力和劳动能力,这是对健康最基本的要求;能够适应环境变化,各种生理刺激及致病因素对身体的作用,对疾病的抵抗能力较强,这是较高的要求。心理健康又称精神健康,指人的心理处于完好状态,包括正确认识自我、正确认识环境、及时适应环境。社会适应能力良好指个人的能力在社会系统内得到充分发挥,个体能够有效地扮演与其身份相适应的角色。道德健康指个人的行为与社会公认的道德和社会规范一致。健康是我们所追求的,却不是我们的生活目标。完整的健康概念,已经脱离了"没有疾病或痛苦"的局限,并把健康作为每天生活的资源。维护健康的四大基石是平衡饮食、适量运动、戒烟限酒、心理健康。

亚健康是健康与疾病之间的临界状态,表现为各种仪器及检验结果为阴性,但人体有各种各样的不适感觉。它与现代社会人们不健康的生活方式及所承受的社会压力不断增大有直接关系。长期处于亚健康状态者发生疾病的风险增大,但是其诊断很难界定。例如,健康的人发生疲劳、失眠,经过适当的休息与调理就可以得到纠正与克服,但若长期处于疲劳、失眠状态就可视为亚健康。

2016年全国卫生与健康大会上,习近平总书记提出了"努力全方位、全周期保障人民健康"。全周期保障人民健康,指的是从人出生到死亡的健康管理。为人民提供全周期的健康管理和服务,需要完善整合型的医疗卫生服务体系和分级诊疗制度。这需要把以治病为中心转变为以人民健康为中心,必须坚持预防为主,重视重大疾病防控,重视少年儿童健康,重视妇幼、老年人、残疾人、流动人口、低收入人群等重点人群健康,倡导健康文明的生活方式,营造绿色安全的健康环境,树立大卫生、大健康的观念,关注生命全周期、健康全过程,全面提高人民健康水平。

笔记栏

上述不同时期对疾病和健康总体的认识会对当时的医学发展发挥重要指导作用,成为指导性的思想,是一种哲学观在医学上的反映,即医学模式(medical model)。人类医学的发展进程大致经历了以下三种医学模式。

1. **自然哲学的医学模式** 人类社会早期采用驱鬼避邪的方式免除疾病,随着生产力的发展,人们开始认识到人体的物质基础和疾病的客观性,逐步建立了具有唯物主义思想同时又充满哲学思辨的维护健康的理论体系。其中,杰出代表是中国古代中医提出的"天人合一"的思想及古希腊希波克拉底等提出的"体液学说"等。这一模式的哲学观以朴素的唯物论、整体观和心身一元论为基础。

2. **生物医学模式** 十四五世纪以来,西方的文艺复兴运动在促进科学进步的同时也大大推动了医学科学的发展。哈维创立了"血液循环学说"并建立了实验生理学的基础,摩尔根尼关于疾病器官定位的研究及魏尔肖创立的细胞病理学等一系列成果奠定了现代医学的基石,也标志着生物医学模式的建立。生物医学模式以科学的方式极大地促进了医学的发展,使人们对疾病的认识越来越深入和细致。但是,这一模式也使"身心二元论"和"机械唯物论"的哲学观成为主导,使人们忽视了疾病与健康的相对性及人的生物、心理、社会诸因素间的联系和相互影响。因此,这一模式存在内在的缺陷,并在医疗实践中带来了一些消极影响。

3. **生物—心理—社会医学模式** 1977 年,美国医生恩格尔在 *Science* 杂志上发表文章《需要新的医学模式——对生物医学模式的挑战》,批评了生物医学模式"还原论"和"身心二元论"的局限,并提出了生物—心理—社会医学模式的概念。这一模式并不排斥生物医学的研究,而是要求生物医学以系统论为概念框架,以身心一元论为基本的指导思想,既要考虑到患者发病的生物学因素,还要充分考虑到有关的心理因素及环境和社会因素的影响,将所有这些因素看作是相互联系和相互影响的。生物—心理—社会医学模式为医学的发展提供了新的指导思想,也是医学心理学发展的重要依据。

第二节 公共卫生革命与公共卫生策略

一、三次公共卫生革命

公共卫生担负着促进和保护人群健康的重任,因此,其策略总是根据人群面临的健康问题而确定并进行调整。不同国家、不同时期面临的任务、重点和目标有所不同,公共卫生在世界范围内经历了三次不同目标和任务演变的革命。在 19 世纪末和 20 世纪初,大部分国家面对天花、霍乱、鼠疫等烈性传染病的威胁,公共卫生采取抗生素、免疫接种、消毒、杀虫、灭鼠、垃圾处理、饮用水处理等社会卫生措施,使传染病发病率和死亡率大幅度下降。历史上将以防治传染病、寄生虫病和地方病为主要目标的历程称为第一次公共卫生革命。当工业化为人类提供更好的生活条件的同时,许多不良生活方式在人群中逐渐流行开来,心脑血管疾病、肿瘤、糖尿病(diabetes mellitus,DM)等慢性非传染性疾病(non-communicable diseases)成为影响人群健康的主要问题。发达国家开始将公共卫生的重点从对传染病的控制转向对慢性非传染性疾病的控制,通过发展早期诊断技术、提高治疗效果、加强疾病和健康危险因素(risk factor)监测、改变不良的行为、生活方式并进行合理营养和体育锻炼等措施,努力降低慢性非传染性疾病的发病率和死亡率,形成了第二次公共卫生革命。

然而,在第一次革命尚未在全球取得全面胜利,第二次革命在许多国家刚刚起步之际,信息化和全球化给人群健康带来了新的挑战。持续扩大的贫富差距、不良的工作环境、农村城市化及文化与健康的冲突大大增加了人群健康的复杂性。面对复杂的健康问题,单一的公共卫生手段已经不能满足社会发展对人群健康的需要。只有以健康为中心构建新型公共卫生体系,通过进一步树立健康新观念,从大健康、大卫生的角度出发加强健康促进和健康教育(health education),坚持可持续发展策略,保护环境,发展自我保健、家庭保健及社区保健等综合性措施,才有可能实现提高生命质量,促进全人类健康长寿和实现人人健康的目标。以健康为先,健康成为制定公共政策的重要前

笔记栏

提,以系统的方法来系统解决健康问题,这一历程被称为第三次公共卫生革命。

上述三次公共卫生革命的历程相互交叠,不同国家的具体形式不尽一致。1977 年,第 30 届世界卫生大会即已提出了"2000 年人人享有卫生保健(health for all by the year 2000,HFA)"的战略目标;1978 年,WHO 和联合国儿童基金会(United Nations International Children's Emergency Fund,UNICEF)联合召开会议明确提出:"初级卫生保健(primary health care,PHC)是实现上述目标的基本策略和途径。"初级卫生保健就是应用切实可行、学术可靠又受社会欢迎的方法和技术,并通过社区的个人和家庭积极参与而达到普及,其费用也是社区和国家依靠自力更生原则能够负担的一种基本的卫生保健形式。1988 年,第 41 届世界卫生大会再次声明,人人享有卫生保健将作为 2000 年以前及以后的一项永久性目标。我国由于国土辽阔,经济社会发展不平衡、不充分,各地区公共卫生面临的形势具有较大差异。全国面临着以控制传染病为主的第一次公共卫生革命和以控制慢性非传染性疾病为主的第二次公共卫生革命的任务尚未完成,以提高全民健康水平的第三次公共卫生革命提前到来,防制传染病、慢性非传染性疾病和满足人民日益增长的美好生活需要成为我们的多重任务。2016 年,我国提出将健康融入所有政策,以政府执政理念的形式宣示进入第三次公共卫生革命,对全面完成上述任务具有重要意义。

二、公共卫生策略

(一)将健康融入所有政策的策略

这项策略旨在通过卫生部门之外的其他部门的机构、机制和行动,实现改善居民健康的目的。健康是国家和社会可持续发展的宝贵资源,健康理应成为各部门制定公共政策的重要前提。就政策路径而言,相关公共政策都应进行健康效益的评估和论证。要按照大健康、大卫生的理念做好顶层设计和整体谋划,加强各项政策的关联性、系统性、可行性研究,构建统筹、评价、监督等各方面的制度框架。良好生态环境是最公平的公共产品,直接关系到公众健康。中国明确把生态环境保护摆在更加突出的位置,既要绿水青山,也要金山银山,宁要绿水青山,不要金山银山,而且绿水青山就是金山银山。将健康融入所有政策策略的最重要工具是健康影响评价和健康视角项目。2011 年以来,多部门在环境整治、烟草控制、体育健身、营养改善等方面相继出台了一系列公共政策。例如,鼓励食品业和农业部门生产健康食品,降低含盐量,这对企业或政府都不会带来额外的负担,但可以有效降低慢性疾病负担。

(二)全生命周期策略

全生命周期策略就是利用生命各阶段出现的机遇开展生活方式的调整,推动全民健康生活方式改变,实现健康促进。要依托全民健康保障信息化工程建设,构建疾病信息管理系统,全面推进疾病监测工作,探索全程防治管理服务模式,为生命全过程防控提供科学依据。

(三)三级预防策略

大部分疾病可以通过多层次干预主要危险因素被预防和延缓发病并减轻危害。要强化健康教育和健康促进,动员全民参与,普及健康生活方式、科学指导合理膳食,积极地营造运动健身的环境。三级预防就是这样的一个多层次体系。

1. 一级预防(primary prevention)　又称病因预防,主要是疾病尚未发生时对致病因素(或危险因素)采取措施,也是预防疾病和消灭疾病的根本措施。WHO 提出的人类健康四大基石"合理膳食、适量运动、戒烟限酒、心理平衡"是一级预防的基本原则,它包括健康促进和健康保护两方面。健康促进是通过创造促进健康的环境使人们避免或减少对致病因子的暴露(exposure),改变机体的易感性,保护健康人免于发病。健康促进的形式有健康教育、自我保健及环境保护。健康教育是通过传播媒介和行为干预,促使人们自愿采取有益于健康的行为和生活方式,避免影响健康的危险因素,达到促进健康的目的。自我保健是指个人在发病前就进行干预以促进健康,增强机体的生理、心理素质和社会适应能力。环境保护是健康促进的重要措施,旨在保证人们生活和生产环境的空气、水、土壤不受"工业三废"(即废气、废水、废渣)、"生活三废"(即粪便、污水、垃圾)及农药、化肥等的污染。避免环境污染（environment pollution）和职业暴露对健康造成的危害。健康保护则是对有明确病因（危险因素）或具备特异预防手段的疾病所采取的措施,在预防和消除病因上起主要作用。

2. 二级预防（secondary prevention）　　又称"三早"预防,即早发现、早诊断、早治疗,是防止或减缓疾病发展而采取的措施。这一级的预防是通过早发现、早诊断而进行适当的治疗,来防止疾病临床前期或临床初期的变化,能使疾病在早期就被发现和治疗,避免或减少并发症、后遗症和残疾的发生或缩短致残的时间。这一级预防主要采取病例早期发现,开展疾病筛检（disease screening）或进行某些特殊体检等方法。对于传染病,"三早"预防就是加强管理,严格疫情报告,除了及时发现传染患者外,还要密切注意病原携带者;对于慢性疾病,"三早"预防的根本办法是做好宣传和提高医务人员的诊断、治疗水平。通过普查（census）、筛检（screening）和定期健康检查及群众的自我监护,及早发现疾病初期（亚临床型）患者,并使之得到及时合理的治疗。

3. 三级预防（tertiary prevention）　　又称临床预防,是对疾病进入后期阶段的预防措施,此时机体对疾病已失去调节代偿能力,将出现伤残或死亡的结局。此时,应防止病情恶化,减少疾病的不良作用,防止复发转移,预防并发症和伤残;已丧失劳动力或残疾者通过康复医疗,促进其心身早日康复,使其恢复劳动力,病而不残或残而不废。所以,三级预防主要是做康复性的工作,尽量减轻患者的痛苦,降低致残率。三级预防可以防止伤残和促进功能恢复,提高生存质量,延长寿命,降低病死率。三级预防主要采取对症治疗和康复治疗措施。康复治疗包括功能康复、心理康复、社会康复和职业康复。

（四）双向策略（two pronged strategy）

从人群角度开展公共卫生工作可以将对整个人群的普遍预防和对高危人群的重点预防结合起来,两者相互补充,提高效率。前者称为全人群策略（population strategy）,旨在降低整个人群对疾病危险因素的暴露水平,它是通过健康促进实现的;后者称为高危策略（high risk strategy）,旨在消除具有某些疾病的危险因素人群的特殊暴露,它是通过健康保护实现的。大量的流行病学（epidemiology）研究结果表明,这两种策略应相辅相成。

第三节　基本公共卫生服务

一、我国基本公共卫生服务的成就与挑战

基本公共卫生服务是由疾病预防控制机构、城市社区卫生服务中心、乡镇卫生院等城乡基本医疗卫生机构向全体居民提供的,是公益性的公共卫生干预措施,主要发挥疾病预防控制作用。中华人民共和国成立以来,尤其是改革开放以来,我国用较少的投入取得了医疗卫生事业较大的成就,在公共卫生服务领域投入的经费逐年提高。中国2009年以来启动实施了新一轮医药卫生体制改革,确立了把基本医疗卫生制度作为公共产品向全民提供的核心理念,提出了保基本、强基层、建机制的基本原则,并取得了重大阶段性成效。全国织起了覆盖13亿多人的全民基本医保网,加强农村三级基本医疗卫生服务网络和城市社区卫生服务机构建设,为人人病有所医提供了制度保障,让人民群众看病更加方便。大力推进公共卫生服务均等化,为所有城乡居民免费提供基本公共卫生服务。目前,中国人均预期寿命达到76.3岁,孕产妇死亡率下降到20.1/10万,婴儿死亡率下降到8.1‰。这些指标总体上优于中高收入国家平均水平。中国还颁布了《"健康中国2030"规划纲要》,目标是力争到2030年人人享有全方位、全生命周期的健康服务,人均预期寿命达到79岁,主要健康指标进入高收入国家行列。

但是,传统的疾病和健康问题及健康不平等状况依然突出,人口老龄化加快、跨境流动人口增加、疾病谱变化、生态环境和生活方式变化等又带来新的难题。慢性疾病患病率仍持续快速升高,

笔记栏

公共卫生服务和居民健康知识知晓率仍较低。中国有慢性疾病患者 2.9 亿,高血压现患人数已达 2.7 亿以上,慢性阻塞性肺疾病(chronic obstructive pulmonary disease,COPD)患者 2 000 万,脑卒中患者至少 700 万,心肌梗死患者 250 万,心力衰竭患者 450 万,肺源性心脏病患者 500 万,糖尿病患者 9 240 万。每年新发病例有:肿瘤 160 万,脑卒中 150 万,冠心病 75 万。2012 年全国 18 岁及以上成人高血压患病率为 25.2%,糖尿病患病率为 9.7%,与 2002 年相比,患病率呈上升趋势。40 岁及以上人群慢性阻塞性肺疾病患病率为 9.9%。根据 2013 年全国肿瘤登记结果分析,我国癌症(cancer)发病率为 235/10 万,肺癌和乳腺癌分别居男、女性发病首位,十年来癌症发病率呈上升趋势。过去的十年,平均每年新增近 1 000 万慢性疾病病例。恶性肿瘤、脑血管病、心脏病三项疾病死亡人数占我国因疾病死亡前十位总人数的 70% 以上,因为我国防治机构和功能都极其薄弱,重症患者住院治疗后,缺乏社区康复训练,无法延续和巩固治疗效果。

基本公共卫生投入不足,不能满足基本公共卫生需求导致产生了一系列问题。例如,各级疾控机构经费保障薄弱,公益性质难以体现。全国疾控机构既有全额拨款单位,又有差额拨款单位。疾控机构的经费保障和保障标准不统一,导致公共卫生服务和公共产品提供不均衡、公共卫生事业发展不均衡。特别是新发和再发传染病等卫生安全防控存在薄弱点,对国家公共卫生安全产生严重的负面影响。疾控系统年人均收入水平远低于同地医院平均水平,收入差距使人才队伍不稳定,具有发展潜质的专业人员流动性增加。受现行运行机制和人员费用的限制(restriction),地方各级疾控机构在专业技术人才引进、培养和使用方面均面临巨大的困难。

疾病预防控制与救治体系的发展也不协调,医疗与预防之间在理论和应用方面缺乏沟通和交流。现行的医学教育,医卫人员的职业培训、资格考评、职称晋升等内容和模式均使公共卫生与临床医学之间的独立性越来越强。上述问题既加重了“重治轻防”问题的严重性,加重了疾病的个人、家庭和社会负担,也与“预防为主”的医疗卫生工作方针相悖。

二、基本公共卫生服务与健康中国

我国目前的基本公共卫生服务主要为三大类人群共提供 12 项服务:建立城乡居民健康档案、健康教育、传染病及突发公共卫生事件报告和处理、卫生监督协管、0～6 岁儿童健康管理、孕产妇健康管理、老年人健康管理、中医药健康管理、预防接种、慢性疾病患者健康(高血压患者和 2 型糖尿病患者)管理、重性精神疾病患者及结核病患者健康管理。《“健康中国 2030”规划纲要》与 21 世纪的全国卫生与健康大会提出,要加快推进健康中国建设,努力全方位、全周期保障人民健康,这就意味着健康被提升到空前的战略高度,促进人民健康与经济社会协调发展。要坚持在发展理念中充分体现健康优先,在经济社会发展规划中突出健康目标,在公共政策制定实施中向健康倾斜,在财政投入上着力保障健康需求,努力为全体人民提供基本卫生与健康服务。

做好基本公共卫生服务,需要构建全程健康促进体系,全周期维护和保障人民健康。人从出生到生命终点,健康影响的因素众多,基本公共卫生服务要利用每一个适宜的预防时间节点做好预防保健,加大干预力度,争取让群众不得病、少得病。通过大力加强健康教育,广泛普及健康知识和技能,深入开展全民健身运动,强化个人健康意识和责任,提升健康素养。对于重大疾病,人们要加强防控,优化防治策略,实行联防联控、群防群控、综合防控,努力消除和遏制重大疾病对人群健康的影响。同时加强环境污染治理,为保障人民健康营造良好环境。

做好基本公共卫生服务,需要着力强基层、补短板,促进健康公平可及。中国卫生与健康事业的最大短板仍然在基层特别是农村和贫困地区。应将城乡区域发展和新型城镇化建设统筹设计,加大对基层卫生与健康事业的投入,推动重心下沉,通过培养全科医生、实施远程医疗、加强对口支援、大中医院和乡镇医院建立医疗共同体等提升基层防病治病能力,构建人民群众看病就医网络,逐步缩小城乡、地区、人群基本卫生健康服务差距。

做好基本公共卫生服务,需要借力健康产业的发展以不断满足群众多样化健康需求。随着生活水平提高和健康观念的增强,健康产品和服务的需求呈现多层次、多元化、个性化持续增长现象。

笔记栏

满足这些需求需要政府和市场协同发力。政府的主要职责是保基本、兜底线,非基本的多样化健康需求应充分发挥市场机制作用,通过调动社会力量增加健康产品和服务供给的积极性,使群众看病贵看病难的问题不断得到缓解;支持医药科技创新,通过"互联网＋健康"等促进健康与养老、旅游、互联网、健身休闲、食品等产业融合发展,推动健康领域的大众创业、万众创新,促进健康新产业、新业态、新模式成长壮大。

医学教育对完善基本公共卫生服务具有重要作用,不但要大力培养公共卫生实用型人才,提高公共卫生人员培养的实效性和针对性,还要进一步完善医学教育、医卫人员的职业培训、资格考评、职称晋升等体制和机制,使临床医护人员重视公共卫生和预防医学,使公共卫生医师掌握一定的临床医学知识,实现疾病预防与诊治的有机结合,同时,还应变革公共卫生服务队伍的薪酬制度、建立薪酬增长机制、建立公共卫生服务岗位津贴制度等有效的激励与约束机制,建立临床医学和公共卫生学有机结合、协调发展机制,提高我国基本公共卫生服务整体水平。

小 结

1. 公共卫生策略
- 将健康融入所有政策的策略
- 全生命周期策略
- 三级预防策略
  - 病因预防
  - "三早"预防
  - 临床预防
- 双向策略

2. 三次公共卫生革命
- 第一次公共卫生革命:通过提供清洁饮用水、强调食品卫生和使用抗生素,防治传染病、寄生虫病和地方病
- 第二次公共卫生革命:加强疾病和健康危险因素监测、改变不良的行为生活方式,努力降低慢性非传染性疾病的发病率和死亡率
- 第三次公共卫生革命:健康成为制定公共政策的重要前提,以系统的方法来系统解决健康问题

【思考题】

(1) 请阐述三级预防策略。
(2) 如何开展基本公共卫生服务实践?

(王劲松)

笔记栏

第二章

人类与环境

学习要点

● **掌握**：① 环境污染对人体健康危害的特点；② 环境与人类环境构成；③ 环境污染物对人体健康影响的因素。
● **熟悉**：① 职业病和与工作有关的疾病；② 工伤；③ 职业病有何特点。
● **了解**：① 生态平衡与污染物的来源；② 职业有害因素；③ 常见的与工作有关的疾病。

第一节　人类环境与生态平衡

对于人类而言,环境是指围绕人群的空间及其中能直接或间接影响人类生存和发展的各种因素的总和,是一个非常复杂的庞大系统。它由多种环境介质(environmental media)和环境因素(environmental factor)组成,前者是人类赖以生存的物质环境条件,通常以气态、液态和固态三种物质形态存在,能够容纳和运载各种环境因素;而后者则通过环境介质的载体作用、医学教育网搜集整理或参与环境介质的组成而直接或间接对人体起作用。具体来说,环境介质是指大气、水、土壤(岩石)及包括人体在内的所有生物体;环境因素则是被介质容纳和转运的成分或介质中各种无机和有机的组成成分。环境介质的三种物质形态在地球表面环境中通常是不会以完全单一介质形式存在的。例如,水中可含有空气和固态悬浮物,大气中含有水分和固态颗粒物,土壤中含有空气和水分。在一定条件下,环境介质的三种物质形态可以相互转化,其物质组成也可以相互转移。例如,水中的酚、氰可挥发到大气中,土壤中的氰化物既可通过渗漏进入地下水,也可通过挥发释放到大气中。环境介质的运动可携带污染物(pollutant)向远方扩散。由此可见,人体暴露接触污染物是通过多种环境介质综合作用的结果。此外,环境介质还具有维持自身稳定状态的特性。虽然长期以来环境曾遭受无数次自然突变事件,如地震、火山爆发及人类活动的严重干扰等,但环境介质的整体结构和基本组成仍能保持相对稳定。这表明环境介质对外来的干扰具有相当的缓冲能力。但当外来的干扰作用超出了环境介质本身固有的缓冲能力时,就会使环境介质的结构、组成甚至功能发生难以恢复的改变。

一、环境的概念及组成

对人而言,环境(environment)是指环绕在人类周围的各种条件的总和。环境是相对于某个主体而言的,主体不同,环境的大小、内容等也就不同。环境既包括以空气、水、土地、植物、动物等为内容的物质因素,也包括以观念、制度、行为准则等为内容的非物质因素;既包括非生命体形式,也包括生命体形式;既包括自然环境,也包括社会环境(social environment);自然环境是社会环境的基础,而社会环境又是自然环境的发展。

(一)自然环境

自然环境是环绕在人们周围的各种自然因素的总和,如大气、水、植物、动物、土壤、岩石矿物、太阳辐射等。这些是人类赖以生存的物质基础。通常,这些因素分为大气圈、水圈、生物圈、土壤圈、岩石圈这五个自然圈。人类是自然的产物,而人类的活动又影响着自然环境。自然环境包括原生环境(primitive environment)和次生环境(secondary environment)。

1. 原生环境 自然环境中未受人类活动干扰的地域,如人迹罕到的高山荒漠、原始森林、冻原地区及大洋中心区等。在原生环境中按自然界原有的过程进行物质转化、物种演化、能量和信息的传递。随着人类活动范围的不断扩大,原生环境日趋缩小。地壳表面的元素分布不均衡,使原生环境中某些元素异常,致使有的地区土壤和水中某些元素含量过高或过少,导致该地区人群中发生某特异性疾病,称为生物地球化学性疾病(biogeochemical disease)。其主要包括地方性氟中毒(集中在华北、西北、东北等地区,主要表现是牙齿斑点、骨骼变化、关节活动受阻等)和地方性砷中毒(主要集中在内蒙古、山西、新疆、吉林、宁夏、青海、安徽、北京,主要表现为皮肤癌)。

2. 次生环境 是指在人为活动(生产、生活和社会活动等)影响下形成的环境,如生活环境和生产环境。与原生环境相比,次生环境中物质的交换、迁移和转化,能量信息的传递等都发生了重大的变化。人类在改造自然环境及开发利用自然资源的过程中,在为人类的生存和健康提供了良好物质条件的同时,也对原生环境施加了影响,不断地向自然索取时破坏了自然的平衡,不断地向自然的排泄中造成了严重的环境污染。

(二)社会环境

社会环境一方面是人类精神文明和物质文明发展的标志;另一方面又随着人类文明的演进而不断地丰富和发展,所以也有人把社会环境称为文化—社会环境。

所谓社会环境,就是我们所处的社会政治环境、经济环境、法制环境、科技环境、文化环境等宏观因素。社会环境对我们职业生涯乃至人生发展都有重大影响。狭义的社会环境仅指人类生活的直接环境,如家庭、劳动组织、学习条件和其他集体性社团等。社会环境对人的形成和发展进化起着重要作用,同时人类活动给予社会环境以深刻的影响,而人类本身在适应改造社会环境的过程中也在不断变化。

二、生态平衡

生态平衡(ecological equilibrium)是指一定时间内生态系统中的生物和环境之间、生物各个种群之间,通过能量流动、物质循环和信息传递,使它们相互之间达到高度适应、协调和统一的状态。也就是说,当生态系统处于平衡状态时,系统内各组成成分之间保持一定的比例关系,能量、物质的输入与输出在较长时间内趋于相等,结构和功能处于相对稳定状态,在受到外来干扰时,能通过自我调节恢复到初始的稳定状态。在生态系统内部,生产者、消费者、分解者和非生物环境之间,在一定时间内保持能量与物质输入、输出动态的相对稳定状态。这平衡一旦被打破就会造成环境污染。

三、环境有害物的相关概念及其来源

(一)环境污染

环境污染是由于自然或人为原因引起的环境中某种物质的含量或浓度达到有害程度,危害人体健康或者破坏生态与环境的现象。人类直接或间接地向环境排放超过其自净能力的物质或能量,使环境的质量降低,从而对人类的生存与发展、生态系统和财产造成不利影响。其具体包括水污染、大气污染、噪声污染、放射性污染等。随着科学技术水平的发展和人民生活水平的提高,环境污染也在增加,特别是在发展中国家。

1. 公害(public nuisance) 凡由于人类活动污染和破坏环境,对公众的健康、安全、生命、公

笔记栏

私财产及生活舒适性等造成的危害均为公害,其突出的标志是许多人因此出现急、慢性中毒或死亡。20世纪以来,全世界共发生过多起公害事件。震惊世界的著名公害事件有:① 马斯河谷烟雾事件;② 洛杉矶光化学烟雾事件;③ 多诺拉烟雾事件;④ 伦敦烟雾事件;⑤ 四日市哮喘事件;⑥ 日本水俣病事件;⑦ 富山事件;⑧ 日本米糠油事件;⑨ 印度博帕尔毒气泄漏事件;⑩ 切尔诺贝利核污染事件。

以上公害事件对环境污染的危害略见一斑,这充分说明了环境问题的严重性和极大的危害性。

2. 污染源(pollution source)   指造成环境污染的污染物发生源,通常指向环境排放有害物质或对环境产生有害影响的场所、设备、装置或人体。污染源一般分类如下:

(1)生活污染源:人类消费活动产生的废水、废气和废渣都会造成环境污染。城市和人口密集的居住区是人类消费活动集中地,是主要的生活污染源。

(2)工业污染源:工业生产中的一些环节,如原料生产、加工过程、燃烧过程、加热和冷却过程、成品整理过程等使用的生产设备或生产场所都可能成为工业污染源。

(3)农业污染源:在农业生产过程中对环境造成有害影响的农田和各种农业设施称为农业污染源。不合理地施用化肥和农药会破坏土壤结构和自然生态系统,特别是破坏土壤生态系统(见农药污染)。

(4)交通运输污染源:对周围环境造成污染的交通运输设施和设备。这类污染源发出噪声、引起振动、排放废气、泄漏有害液体、排放洗刷废水(包括油轮压舱水)、散发粉尘等都会污染环境。

3. 污染物   进入环境后使环境的正常组成发生变化,直接或者间接有害于生物生长、发育和繁殖的物质。污染物的作用对象是包括人在内的所有生物。环境污染物是指由于人类的活动进入环境,使环境正常组成和性质发生改变,直接或间接有害于生物和人类的物质。污染物按性质可分为:① 化学性污染物(chemical pollutants);② 物理性污染物(physical pollutions);③ 生物性污染物(biological pollutants)。

污染物还可根据是否在环境中发生变化分为一次污染物(primary pollutant)和二次污染物(secondary pollutant)。一次污染物是由人类活动直接产生,自污染源直接排入环境后,其物理和化学性状未发生变化的污染物,常见的一次污染物有大气中的二氧化硫(SO_2)、氟利昂、萜烯、火山灰,水和土壤中的重金属、有机物等。由一次污染物造成的环境污染称为一次污染。二次污染物是排入环境的一次污染物,由于自然界的物理、化学和生物因子的影响,其性质和状态发生变化而形成的新的污染物。例如,一次污染物SO_2在空气中氧化成硫酸盐气溶胶,汽车排气中的氮氧化物、碳氢化合物在日光照射下发生光化学反应生成的臭氧(O_3)、过氧乙酰硝酸酯、甲醛(福尔马林)和酮类等二次污染物。

(二) 环境有害物质

1. 空气中有害物质

(1)SO_2:是主要的空气污染物,大多的SO_2都是含硫矿石冶炼、化石燃料燃烧或含硫酸、磷肥等生产的工业废气和机动车辆的排气。有关研究表明,目前,90%的SO_2排放来自燃煤的废气。

(2)光化学烟雾(photochemical smog):汽车、工厂等污染源排入大气的碳氢化合物,城市上空的光化学烟雾和氮氧化物(NO_x)等一次污染物,在阳光的作用下发生化学反应,生成臭氧、醛、酮、酸、过氧乙酰硝酸酯(PAN)等二次污染物,参与光化学反应过程的一次污染物和二次污染物的混合物所形成的烟雾污染现象称为光化学烟雾。

(3)粉尘(dust):指悬浮在空气中的固体微粒。人们习惯上对粉尘有许多名称,如灰尘、尘埃、烟尘、矿尘、沙尘、粉末等,这些名词没有明显的界限。国际标准化组织将粒径小于 75 μm 的固体悬浮物定义为粉尘。

(4)其他污染物:甲醛、HCHO墙布墙纸、化纤地毯、脲醛树脂、涂料、液化气、消毒剂和氡天然性放射性气体(即花岗岩等石材中放射性物质衰变的产物)等。

笔记栏

2. 水中有害物质   工业废水(industrial wastewater)、农业废水(agricultural wastewater)和

生活污水(domestic wastewater)是水中有害物质的主要来源。

(1) 工业废水：包括生产废水和生产污水等。

(2) 农业废水：是农作物栽培、牲畜饲养、农产品加工等过程排出的废水。

(3) 生活污水：是指城市机关、学校和居民在日常生活中产生的废水,包括厕所粪尿、洗衣洗澡水、厨房等家庭排水及商业、医院和游乐场所的排水等。

3. 土壤中有害物质　　土壤污染(soil pollution)大致可分为无机污染物和有机污染物两大类。

无机污染物主要包括酸,碱,重金属,盐类,放射性元素铯、锶的化合物,含砷、硒、氟的化合物等。有机污染物主要包括有机农药、酚类、氰化物、石油、合成洗涤剂、3,4-苯并芘,以及由城市污水、污泥及厩肥带来的有害微生物等。当土壤中含有害物质过多而超过土壤的自净能力时,这些有害物质就会引起土壤的组成、结构和功能发生变化,微生物活动受到抑制,有害物质或其分解产物在土壤中逐渐积累通过"土壤→植物→人体",或通过"土壤→水→人体"间接被人体吸收,从而达到危害人体健康的程度,就是土壤污染。

第二节　环境污染与健康

一、环境污染对人体健康危害的特点

(一) 多因素相互作用复杂性

环境污染后,污染因素多种多样,污染物与污染物之间、污染物与环境之间、污染物与生物之间,均会发生相互作用(interaction),其联合作用具有复杂性。外来化合物在机体中往往呈现十分复杂的交互作用,或彼此影响代谢动力学过程,或引起毒性效应变化,最终可以影响各自的毒性或综合毒性。毒理学把两种或两种以上的外来化合物对机体的交互作用称为联合作用。

1. 相加作用(additive joint action)　　交互作用的各种化合物在化学结构上如为同系物,或其作用的靶器官相同,则其对机体产生的总效应等于各个化合物成分单独效应的总和的现象。已知有些化合物的交互作用呈相加作用,如大部分刺激性气体的刺激作用一般呈相加作用;具有麻醉作用的化合物,一般也呈相加作用。

2. 独立作用(independent joint action)　　两种或两种以上的化合物作用于机体,由于其各自作用的受体、部位、靶细胞或靶器官等不同,所引发的生物效应也不相互干扰,从而其交互作用表现为化合物的各自的毒性效应的现象。当化合物的联合作用表现为独立作用时,如以半数致死量(LD_{50})为观察指标,往往不易与相加作用相区别,必须深入探讨才能确定其独立作用。例如,乙醇与氯乙烯的联合作用,大鼠接触上述两种化合物之后的一定时间,肝匀浆脂质过氧化增加,且呈明确的相加作用。但是亚细胞水平研究就显现出乙醇引起的是线粒体脂质过氧化,而氯乙烯引起的是微粒体脂质过氧化,两化合物在一定剂量下,无明显的交互作用,而为独立作用。

3. 交互作用

(1) 协同作用(synergism)：各化合物交互作用结果引起毒性增强,即其联合作用所发生的总效应大于各个化合物单独效应总和的现象。多个化合物之间发生协同作用的机制复杂而多样。这可能与化合物之间影响吸收速率,促使吸收加快、排出延缓、干扰体内降解过程和在体内的代谢动力学过程的改变等有关。例如,马拉硫磷与苯硫磷的联合作用为协同作用,其机制是苯硫磷抑制肝脏降解马拉硫磷的酯酶。

(2) 拮抗作用(antagonism)：各化合物在体内交互作用的总效应低于各化合物单独效应总和的现象。化合物在体内产生拮抗作用可能有几种形式：① 化合物之间的竞争作用,如肟类化合物和有机磷化合物竞争与胆碱酯酶结合,致使有机磷化合物毒性效应减弱。② 化合物间引起体内代谢

笔记栏

过程的变化,1,2,4,-三溴苯和1,2,4-三氯苯等一些卤代苯类化合物能明显地引起某些有机磷化合物的代谢诱导,使其毒性减弱。③ 功能性或效应性拮抗,如一些中毒治疗药物,阿托品对抗有机磷化合物引起的毒蕈碱症状,即为明显实例。

(二) 受害人群广泛性

环境污染后,受影响的人群具有广泛性特点,除健康人群外,还会对老、弱、病、残、幼人群产生明显影响,而且这些人群是敏感人群,会造成超额死亡率(excess mortality rate)的大大增加。超额死亡率是说明某因素起作用的死亡率计算方法,如环境污染后人群的死亡率减去环境污染前人群的死亡率,从两者之差中可看出污染造成的影响,为超额死亡率。

(三) 作用多样性

污染物种类多,有不同的毒性,既可引起人体的急、慢性中毒,又可产生遗传性影响,有致癌、致畸、致突变作用;既有特异作用,又可有非特异作用,还可产生复杂的联合作用。

(四) 低剂量长期性

低剂量长期性是指污染物进入环境后,受到稀释、净化作用,一般浓度较低,但接触者每天不是8 h,而是持续24 h甚至终生接触。

(五) 长期效应或远期效应

环境污染物一旦形成后,清除比较困难。有些环境污染物能在环境中长期残留,可对人体健康产生长期影响甚至会影响子孙后代。妇女承受着人类自身繁衍后代的重担,并且有特殊的生理特征。如接触环境中的有害毒素,不仅危害妇女本身的健康,还会通过妊娠和哺乳过程影响第二代的身体发育和健康成长。儿童处在生长发育阶段,对环境中有害物质的敏感性比成年人高得多,受害程度及远期影响也深远得多。

二、环境污染的影响因素

(一) 污染物的理化性质

环境受到某些化学物质污染后,虽然浓度很低或污染量很小,但如果污染物的毒性较大时,仍可造成对人体的一定危害。例如,氰化物属毒物质,如污染了水源,虽含量很低,也会产生明显的危害作用,因为其引起中毒的剂量很低。大部分有机化学物质在生物体内可分解为简单的化合物而重新排放到环境中,但也有某些物质在生物体内可转化成为新的有毒物质而增加毒性。例如,汞在环境中经过生物转化而形成甲基汞;有些毒物如汞、砷、铅、铬、有机氯等污染水体后,虽然其浓度并不很高,但这些物质在水生生物中可通过食物链逐级浓集。例如,汞的各级生物浓集,最后在大鱼体内的含汞量,可较海水中汞的浓度高出数千倍甚至数万倍,人食用后可对人体产生较大的作用。其他如毒物在环境中的稳定性及在人体内有无蓄积等,都取决于毒物本身的理化性质,并与对人体作用大小有一定的关系。

(二) 污染物的剂量

剂量-反应关系(dose-response relationship)是指研究外来化合物的剂量与其在群体中呈现某种特定反应的个体百分数之间的关系。反应是计数资料,又称质效应,只能以有或无、正常和异常表示,如死亡、麻醉等。剂量-反应关系曲线有S型、抛物线型、直线型等。它是外来化合物安全性评价的重要资料。

剂量-效应关系(dose-effect relationship)是指一种外来化合物剂量与个体或群体呈现某种效应的定量强度,或平均定量强度之间的关系。效应是计量资料,又称量效应(graded effect),生物效应可以用其测量值来表示,如有机磷酸酯农药抑制胆碱酯酶活性程度,可用酶活性单位的测定值来表示。量效应以其一定值作为界限时,可作为质效应的指标。

环境污染物能否对人体产生影响及其危害的程度,与污染物进入人体的剂量有关。非必需元素、有毒元素或生物体内目前尚未检出的某些元素由于环境污染而进入体内的量,如达到一定程度即可在人群中引起异常反应,甚至进一步发展成疾病。这类元素或污染物主要应研究制定其最高容许限量的问题(环境中的最高容许浓度、人体的最高容许负荷量等)。对于人体必需的元素,其剂量-反应的关系则较为复杂,环境中这种必需元素的含量过少,不能满足人体的生理需要时,会造成机体的某些功能发生障碍,形成一定的病理改变。而环境中这类元素的含量过多,也会引起不同程度的病理变化。例如,氟在饮水和环境中含量过高时,可造成地方性氟病(慢性氟中毒)的流行。因此,这些元素不但要研究制定环境中最高容许浓度,而且还应研究和制定最低供给量的问题。

(三) 作用时间

在一定的剂量或暴露水平的条件下,机体与污染物接触的时间长短是影响污染物健康危害的重要因素。生物机体对污染物具有一定的缓冲能力,因而,环境中许多污染物需要在体内蓄积达到一定量,才能对健康造成损害作用。由于许多污染物具有蓄积性,其只有在体内蓄积达到中毒阈值时才会产生危害。因此,蓄积性毒物对机体作用的时间长时,则其在体内的蓄积量增加。污染物在体内的蓄积量与摄入量、作用时间及污染物本身的半减期等三个因素有着密切的关系。

(四) 个体感受性

机体的健康状况、性别、年龄、生理状态、遗传因素(inherited factors)等差别,可以影响环境污染物对机体的作用,个体感受性不同,人体的反应也各有差异。所以,当某种毒物污染环境而作用于人群时,并非所有的人都能出现同样的反应,而是出现一种"金字塔"式的分布(图 2-1),这主要是因为个体对有害性因素的感受性有所不同。预防医学的重要任务,便是及早发现亚临床状态和保护敏感的人群。

环境污染对人体健康的影响是多方面的,而且也是错综复杂的。通过对人群健康的调查、统计和分析,找出可能影响环境的污染物和污染源,明确影响人群健康的因果关系,并探索污染物剂量与毒性反应关系。长期的

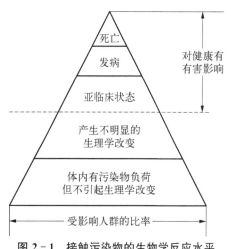

图 2-1　接触污染物的生物学反应水平

观察和积累资料,为制定环境中污染物最高浓度的标准提供依据,并为防治环境污染对人体的危害提出科学的对策和措施。

第三节　不良职业环境与健康

一、职业有害因素

与职业因素有关的疾病,常由人们在生产劳动中接触到职业有害因素(occupational hazardous factors)所致。职业有害因素即职业环境中存在的不良因素,按其来源可以分为以下几种。

(一) 生产过程中的有害因素

生产过程中的有害因素包括以下几类。

1. 化学因素　　各种有毒物质可以多种形态(固体、液体、气体、蒸汽、粉尘、烟或雾)及各种形式(原料、中间产品、辅助材料、成品、副产品及废弃物等)出现。大多数有毒物质可通过呼吸道吸入,有些能通过皮肤进入体内,也有小部分从消化道摄入。

2. 物理因素　　异常的气象条件,如由于生产过程中释放出大量热量和水蒸气,形成高温、高湿环境;异常的气压,如潜海、高山作业环境所致的高低气压;噪声、震动;电离辐射及非电离辐射产生的 α、β、γ、X 射线和紫外线、红外线、微波及激光等。

笔记栏

3. 生物因素　　如附着于动物皮毛上的炭疽杆菌、蔗渣上的霉菌等。这些不良因素均可在一定条件下对工人引起职业性危害。

(二) 劳动过程中的有害因素

劳动过程中的有害因素包括如劳动组织和劳动制度不合理,劳动强度过大或生产定额不当,长时间处于某种不良体位或使用不合理工具,个别器官和系统过度疲劳或紧张。

(三) 生产环境中的有害因素

生产环境中的有害因素包括厂房建筑或布置不合理甚至与工艺流程相悖;生产环境中缺乏必要的防尘、防毒、防暑降温等设备,造成生产过程中有害因素对生产环境的污染。

在实际生产场所中常同时存在多种职业危害因素,对人体健康产生联合作用。

二、职业病概念

职业病是指企业、事业单位和个体经济组织(以下统称用人单位)的劳动者在职业活动中,因接触粉尘、放射性物质和其他有毒、有害物质等因素而引起的疾病。要构成《中华人民共和国职业病防治法》中所规定的职业病,必须具备四个条件:① 患病主体是企业、事业单位或个体经济组织的劳动者;② 必须是在从事职业活动的过程中产生的;③ 必须是因接触粉尘、放射性物质和其他有毒、有害物质等职业病危害因素引起的;④ 必须是国家公布的职业病分类和目录所列的职业病。四个条件缺一不可。

三、职业病特点

(1) 病因明确,在控制了相应病因或作用条件后,发病可以减少或消除。

(2) 所接触的病因大多是可以检测和识别的,一般需接触到一定程度才发病,因此,存在接触水平(剂量)-反应关系(exposure-response relationship)。

(3) 在接触同样有害因素的人群中,常有一定的发病率,很少只出现个别患者。

(4) 如能早期发现并及时合理处理,预后较好,恢复也较容易。

(5) 大多数职业病目前尚无特殊治疗方法,发现愈晚,疗效也愈差。所以,防治职业病,关键在于全面执行三级预防。

四、工伤

工伤指工人在从事生产劳动过程中,由于外部因素直接作用,而引起机体组织的突发性意外损伤。工伤不仅能造成缺勤,而且可引起残疾甚至死亡。

(一) 事故的类别

事故的类别即直接使职工受到伤害的因素。直接引起职工伤害的因素可分为机械伤、温度伤、化学伤及电伤等,其种类极多,涉及面很广,严重的头部伤和重要内脏器官的损伤可以致命,眼外伤有时可致盲,上、下肢的严重外伤可致残,即使轻伤也常可引起一时性丧失劳动能力而误工和影响职工健康。

(二) 工伤的主要原因

1. 生产设备缺陷　　生产设备质量差或维修不善,容器管道不严密,工具、附件或设备有缺陷等。

2. 防护装置缺乏或不全　　生产设备上缺少安全防护装置,如机器的轮轴、齿轮、皮带、切刀等转动部分缺乏安全防护罩。

3. 劳动组织不合理和生产管理不善　　① 生产设备及安全防护装置无专人管理及定期检修制度,操作规程和制度不健全;② 对工人技术指导及安全教育不够;③ 个人防护用品缺乏或不适用。

4. 个人因素　　① 健康状况,身体有病或某种缺陷,又从事不适合本人的作业;② 工人的年

笔记栏

龄、性别、精神因素、文化水平及生活方式等。

5. 操作环境因素　　如生产环境布局不合理,操作场所过于拥挤,照明不良或不合理,不良的微小气候,噪声或空气中含有毒物质或有害气体,这些因素在一定条件下,也可成为工伤的诱因。

五、工作有关疾病

生产环境及劳动过程中某些不良因素,造成职业人群常见病发病率增高、潜伏的疾病发作或现患疾病的病情加重等,这类疾病统称为工作有关疾病。

(一) 特点

(1) 工作有关疾病的病因往往是多因素的,工作环境及其性质能与其他危险因素联合起作用,职业因素虽是该病发生发展中的许多因素之一,但不是唯一因素,不像职业病那样病因明确;不良的劳动组织、工作条件,也可以是引起这些疾病的原因之一;除职业有害因素外,社会、心理、个人行为和生活方式均掺杂其中。例如,慢性非特异性呼吸系统疾病(chronic nonspecific respiratory diseases,CNRD)的病因是复杂而多因素的,吸烟、环境污染、个体敏感性及反复呼吸道感染都起着重要作用,尽管车间空气中有害物浓度低于容许量,仍然致慢性非特异性呼吸系统疾病,故慢性非特异性呼吸系统疾病还是工作有关疾病。

(2) 职业因素影响了健康,从而促使潜在疾病暴露或病情加重、加速或恶化。例如,接触矽尘工人患肺结核,可促进矽肺病情加剧。又如,患有病毒性肝炎而未完全康复者,接触四氯化碳等有机溶剂,可能会出现持续的非特异性症状或肝功能异常。此外,职业有害因素也可加重营养不良或寄生虫病等。

(3) 通过控制或改善职业环境,除可消除相应的职业病外,也可减少工作有关疾病,使原有疾病缓解。例如,工人在工作场所长期和过度地接触粉尘或刺激性气体、单独或同时伴有吸烟或大气污染,可产生肺通气功能下降,这些人往往会被误认为是年老体衰的结果,而忽视工作和生产环境的不良影响,对这种情况应取慎重态度,仔细地动态观察不同人群的通气功能,以确定其下降的真实原因。

工作有关疾病的病种,可在一般人群中出现,特别是一些多因素疾病,如高血压、运动系统的疾病、慢性非特异性呼吸系统疾病、胃和十二指肠溃疡及许多行为失调的疾病的患病率或危险性,在某些职业人群中增加。类似这些病因复杂且其他因素又占相当重要地位的疾病,在给工作有关疾病的确定上,常带来了更大的复杂性,该病又较职业病更常见,往往成为缺勤率升高的原因之一。工作有关疾病不能享受职业病的劳保待遇,也常常给那些因患工作有关疾病而缺勤、部分丧失劳动能力者造成经济上的拮据。故对工作环境采取预防措施,在预防这些疾病的发生或减轻严重的病理后果中都有显著的效果。

(二) 常见的工作有关疾病

1. 与职业有关的肺部疾病　　如慢性非特异性呼吸系统疾病、慢性支气管炎、肺气肿或支气管哮喘及其所引起的慢性咳嗽、咳痰、劳动或休息时气急等征象。吸烟、反复感染、作业场所空气污染和不良的气象条件,常为此病的病因或诱发因素。其中,吸烟及职业性化学有害因素的作用有时会成为致病因素。

2. 与职业有关的骨骼及软组织损伤　　如腰背痛、肩颈痛等,主要由外伤、提重或负重、不良体位及不良气象条件等因素引起,在建筑、煤矿、搬运工人中更为常见。传统的机器构造常根据男工的要求设计,因此其对女工不合适,会造成肩颈痛。腰背痛常表现为:① 急性腰扭伤;② 慢性腰痛、腰肌劳损、韧带损伤和腰椎间盘突出症。

3. 与职业有关的心血管系统疾病　　长期接触噪声、振动和高温会导致高血压的发生。过量铅、镉等有害因素的接触,也能使肾脏受损而引起继发性高血压。高度精神紧张的作业、噪声、寒冷均可诱发冠心病;职业接触二硫化碳、一氧化碳、氯甲烷等化学物质,也能影响血脂代谢、血管舒缩功能及血液携氧等功能,导致冠心病发病率及病死率的增高。

笔记栏

4. 与职业有关的生殖系统紊乱　经常接触铅、汞、砷及二硫化碳等职业危害因素者,早产及流产发病率增高。

5. 与职业有关的消化道疾病　某些职业因素可影响胃及十二指肠溃疡的发生与发展。例如,高温作业工人由于出汗过多、盐分丧失,导致消化不良及溃疡发病率增高;又如,重体力劳动者和精神高度紧张的脑力劳动者,同时又吸烟(或酗酒)较多者均可导致溃疡病多发。

6. 与职业有关的行为心身病　是指社会-心理因素在疾病的发生和病程演变中起主导作用的疾病,工作场所和家庭环境是不良社会-心理因素的重要来源,这些疾病包括紧张性头痛、眩晕发作、反应性精神病等。

尚有一些化学物质可引起体细胞或生殖细胞突变,导致肿瘤发生和遗传特征的改变,引起遗传缺陷和先天性疾病,或使正常妊娠发生障碍,出现不孕、流产、胎儿早期死亡、畸胎。还有一些化学物质为一般致畸物,其作用仅发生在妇女妊娠初期的细胞分化期和胚胎器官形成期,故只影响该胚胎的正常发育,造成胎儿畸形,而无遗传作用。这些影响,既不属工作有关疾病,也不属职业病,但属控制职业有害因素的重要内容。

小　结

1. 环境的概念
- 自然环境
  - 原生环境
  - 次生环境
- 社会环境

2. 环境污染对人体健康危害的特点
- 多因素相互作用复杂性
  - 相加作用
  - 独立作用
  - 交互作用
    - 协同作用
    - 拮抗作用
- 受害人群广泛性
- 作用多样性
- 低剂量长期性
- 长期效应或远期效应

3. 环境污染有害因素对人体健康影响的因素
- 污染物的理化性质
- 剂量和反应的关系
- 作用时间
- 个体感受性

4. 职业有害因素
- 生产过程中的有害因素
- 劳动过程中的有害因素
- 生产环境中的有害因素

5. 职业病的特点及概念
- 法定职业病
- 工伤
- 工作有关疾病

【思考题】

（1）环境污染对人体健康危害的特点是什么？

（2）什么是环境？人类环境由哪几部分构成？

（3）环境污染有害因素对人体健康影响的因素有哪些？

（4）什么是职业病？

（5）职业病有何特点？

（李湘鸣）

第三章

食物与健康

━━━━━ **学习要点** ━━━━━

- **掌握**：① 食物中毒的概念和特征；② 食物中毒的分类；③ 食品安全的概念。
- **熟悉**：① 蛋白质-能量营养不良、单纯性肥胖症等的预防原则；② 食品安全风险评估的步骤。
- **了解**：食物中毒的处理原则。

第一节　食品安全与风险

一、食品安全概述

"民以食为天，食以安为先"。食品安全(food safety)一直是人们所关注的重大公共卫生问题，其关系着广大人民群众的身体健康和生命安全，关系着经济发展和社会和谐稳定。《中华人民共和国食品安全法》(以下简称《食品安全法》)第十章附则第九十九条规定：食品安全，指食品无毒、无害，符合应当有的营养要求，对人体健康不造成任何急性、亚急性或者慢性危害。WHO在《加强国家级食品安全性计划指南》中指出，食品安全是指对食品按其原定用途进行制作和食用时不会使消费者健康受到损害的一种担保。人类的食品来源广泛，涉及种植、养殖、加工、包装、储藏、运输、销售、消费等环节，因此，其安全问题包括食品卫生、食品质量、食品营养等多方面内容，既有现实安全要求，也考虑未来安全。

因人类社会的迅猛发展、工农业生产不断壮大、人民生活水平不断提高而出现的"工业三废""农业三废"等对环境和食物的污染，不规范使用化肥、农药导致的食品农药残留，食品添加剂的超剂量、超规定滥用，以及添加非法添加物、食品造假掺杂、食品生产场所卫生条件脏乱差等现象，造成了当前膳食中不安全因素的不断增加。我国近年来的"三聚氰胺奶粉""毒豆芽""毒生姜""染色馒头""牛肉膏""瘦肉精"等食品安全问题不断向我们敲响了食品安全的警钟。目前，食品安全问题已成为重要的公共卫生问题并引起各国政府的高度重视。

二、食品安全风险评估与管理

(一)食品安全风险评估与管理的意义

食品安全风险评估是制定食品安全标准、应对食品安全突发事件、发布预警、预防食源性疾病的科学依据，同时也为风险交流提供科学信息。为加强食品安全风险评估工作，2009年颁布实施的《食品安全法》确立了食品安全风险评估制度，2015年修订后的《食品安全法》依然把风险评估作为重要的制度写在第二章,进一步扩大了风险评估的范围,明确了开展风险评估的情形,强化了风险评估结果的对外交流。

建立食品安全风险评估制度,运用科学的方法,根据食品安全风险监测信息、科学数据及有关信息,对食品、食品添加剂、食品相关产品中生物性、化学性和物理性危害因素进行风险评估。国务院卫生行政部门负责组织食品安全风险评估工作,成立由医学、农业、食品、营养、生物、环境等方面的专家组成的食品安全风险评估专家委员会进行食品安全风险评估。食品安全风险评估结果由国务院卫生行政部门公布。农药、肥料、兽药、饲料和饲料添加剂等的安全性评估,应当有食品安全风险评估专家委员会的专家参加。国务院食品药品监督管理、质量监督、农业行政等部门在监督管理工作中发现需要进行食品安全风险评估的,应当向国务院卫生行政部门提出食品安全风险评估的建议,并提供风险的来源、相关检验数据和结论等信息和资料。国务院卫生行政部门应根据法定情形组织食品安全风险评估工作,并向国务院有关部门通报评估结果。

食品安全风险评估结果是制定、修订食品安全标准和实施食品安全监督管理的科学依据。经食品安全风险评估,得出食品、食品添加剂、食品相关产品不安全结论的,国务院食品药品监督管理、质量监督等部门应当依据各自职责立即向社会公告,告知消费者停止食用或者使用,并采取相应措施,确保该食品、食品添加剂、食品相关产品停止生产经营;需要制定、修订相关食品安全国家标准的,国务院卫生行政部门应当会同国务院食品药品监督管理部门立即制定、修订。国务院食品药品监督管理部门应当与国务院有关部门一起,根据食品安全风险评估结果、食品安全监督管理信息,对食品安全状况进行综合分析。对经综合分析表明可能具有较高程度安全风险的食品,国务院食品药品监督管理部门应当及时提出食品安全风险警示,并向社会公布。

(二)食品安全风险评估

依照《食品安全法》规定,风险评估是指对食品、食品添加剂、食品相关产品中生物性、化学性和物理性危害因素进行风险评估,风险评估是包括危害识别、危害特征描述、暴露评估和危险性特征描述四个步骤的一个科学过程:① 危害识别指食品中或食品本身对健康有不良作用的生物性、化学性或物理性因素;② 危害特征描述是定量风险评估的开始,其核心是剂量-反应关系的评估;③ 暴露评估(即摄入量)是对人体接触化学物进行定性和定量评估,确定某一化学性物质进入机体的途径、范围和速率,用以估计人群对环境暴露化学物的浓度和剂量;④ 风险特征描述是一个系统的、循序的科学过程,其核心步骤是风险特征描述。

为保证风险评估的科学性,规范风险评估工作过程和产出,参照国际组织和发达国家开展风险评估的经验,食品评估中心陆续制定发布了包括食品安全风险评估数据需求及采集要求、食品安全风险评估报告撰写、化学物风险评估风险分级、食品安全应急风险评估方法、健康指导者制定程序和方法、微生物风险评估程序、新原料风险评估、食品添加剂风险评估、食品包装材料风险评估等十余项风险评估指南,并在工作中形成了一套风险评估建议收集、项目确定与实施、报告审议与发布的工作程序,使我国风险评估在立项时更有针对性,这些指南的出台对规范风险评估的实施和科学产出发挥了重要作用。

(三)食品安全风险管理

食品安全风险管理是根据风险评估的结果,选择和实施适当的管理措施,尽可能有效地控制食品风险,从而保障公众健康。其可以分为四个部分:风险评价、风险管理选择评价、执行风险管理决定、监控和回顾。

笔记栏

第二节　食　物　中　毒

一、食物中毒概述

(一)食物中毒的概念

食物中毒(food poisoning)是指进食被致病性细菌及其毒素、真菌毒素、化学毒物污染的食物或误食含自然毒素的动植物,引起急性、亚急性疾病。

(二)食物中毒的特征

1. 发病突然　潜伏期短,来势急剧,呈暴发性,短时间内可能有多数人发病,病程急剧,很快形成高峰。

2. 所有中毒患者临床表现基本相似　最常见的是胃肠道症状,如恶心、呕吐、腹痛、腹泻等,病程较短。

3. 发病与食物有关　中毒患者在相近的时间内都食用过同样的中毒食品,未食用者不中毒。停止食用该食物后发病很快停止。

4. 易集体发病,但一般无人与人之间的直接传染　发病曲线在突然上升之后呈突然下降的趋势,无传染病流行时的余波。

(三)食物中毒的分类

食物中毒按病原分为以下四类。

1. 细菌性食物中毒　是指因摄入被致病菌或其毒素污染的食物引起的急性或亚急性疾病。细菌性食物中毒在食物中毒中最常见,发病率高但病死率低,有明显季节性。

2. 真菌及其毒素中毒　食用被真菌或其毒素污染的食物而引起的食物中毒。发病的季节性及地区性均较明显。

3. 有毒动植物食物中毒　主要是指有些动植物本身所含的天然有毒成分引起的中毒。

4. 化学性食物中毒　是指误食了混在食物中的有害化学物质引起的食物中毒。

(四)引起食物中毒的原因

(1) 食物在加工、运输、储存和销售过程受到病菌的污染,并有大量的活菌繁殖,或产生大量毒素。

(2) 食物被有毒的化学物质污染,如农药等,达到了中毒剂量。

(3) 食品本身含有毒物质,如河鲀含有河鲀毒素(tetrodotoxin,TTX),马铃薯发芽产生龙葵素等。

(4) 食用前未加热或加热不彻底。

二、常见细菌性食物中毒

(一)沙门菌属食物中毒

1. 病原　沙门菌属(Salmonella)为革兰阴性杆菌,目前至少有67种O抗原和2 300个以上的血清型,引起食物中毒最常见的为鼠伤寒沙门菌、猪霍乱沙门菌、肠炎沙门菌、鸭沙门菌等。该菌属不耐热,100℃时立即死亡,65℃经15～20 min,60℃经1 h可被杀灭。其在水、肉类和乳类食品中能生存数周至数月,在20～30℃条件下迅速繁殖,可被氯、石炭酸、升汞等杀灭。

2. 引起中毒的食品　多由动物性食品引起,特别是畜肉类及其制品,其次为禽肉、蛋类、奶类及其制品。沙门菌不分解蛋白质,故被该菌污染的食品多数没有感官的变化而容易被忽视。沙门菌属食物中毒全年皆可发生,但主要发生在夏秋季。

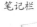
笔记栏

畜禽肉类的沙门菌主要来自生前感染。通常,畜禽类动物肠内为大量带菌状态,当动物疲劳、衰弱时,肠道所带细菌可进入血液而致全身感染,使尸肉和内脏大量带菌。用被污染的蛋类或奶类制成的食品常含有沙门菌。带菌的畜禽从宰杀到烹调加工的各个环节,可污染水、容器、炊具或其他食物,造成生食与熟食的交叉污染,这种污染称为宰后污染,这是引起这类细菌性食物中毒的主要原因。

3. 中毒机制 大多数沙门菌食物中毒是沙门菌活菌对肠黏膜的侵袭导致的感染型中毒;目前,至少可以肯定某些沙门菌如鼠伤寒沙门菌、肠炎沙门菌除引起感染中毒外,所产生的肠毒素在导致食物中毒中亦起重要作用。大量沙门菌进入机体后,可在肠道内繁殖,并通过淋巴系统进入血液,引起全身感染。同时,沙门菌也可在肠系膜淋巴结和网状内皮系统中被破坏而放出内毒素,内毒素是一种脂多糖类。此外,沙门菌亦可产生外毒素,称沙门菌肠毒素。大量沙门菌作用于胃肠道,可使胃肠道黏膜发炎、水肿、充血和出血,体温升高,而内毒素及外毒素可使 Na^+、Cl^-、H_2O 在消化道潴留而致腹泻。

4. 临床表现 潜伏期数小时至 2 d,一般为 12~36 h。主要症状为恶心、呕吐、腹痛、腹泻。大便为黄绿色水样便,可带脓血和黏液。多数患者体温可达 38~39℃。重者出现寒战、惊厥、抽搐、昏迷等。病程为 3~5 d,大多数患者预后良好。

除上述胃肠炎型外,还可以表现为类霍乱型、类伤寒型、类感冒型等。

(二)副溶血性弧菌食物中毒

1. 病原 副溶血性弧菌(*Vibrio parahaemolyticus*)是一种嗜盐性细菌,存在于近岸海水,海底沉积物和鱼、贝类等海产品中。该菌革兰染色阴性,在含盐 3%~3.5%的培养基或食物中生长良好,最适温度范围为 30~37℃,最适 pH 为 7.5~8.5。该菌不耐热,56℃加热 5 min 或 90℃加热 1 min,或 1%食醋处理 5 min、稀释 1 倍的食醋处理 1 min 均可将其杀灭。副溶血性弧菌在淡水中生存不超过 2 d,但海水中能生存近 50 d,对常用消毒剂抵抗力很弱。

2. 引起中毒的食品 主要是海产食品和盐渍食品,如海产鱼、虾、蟹、贝及咸菜或凉拌菜等。在夏秋季时,沿海一带的海产品带菌率可高达 90%。生食或盐腌海产品是引起这类食物中毒的主要原因。

3. 中毒机制 主要为大量副溶血性弧菌的活菌侵入肠道所致。副溶血性弧菌在胃肠道繁殖,侵入肠上皮细胞,引起上皮细胞及黏膜下组织病变。另外,副溶血性弧菌可产生肠毒素及耐热性溶血毒素。肠毒素是一种蛋白质,相对分子质量为 45 000;溶血毒素具有心脏毒性,对其他组织亦有毒,并可引起黏血样便腹泻和肝功能障碍。从该菌培养液中可分离出一种非耐热因子,可引起水样便。

4. 临床表现 潜伏期为 2~32 h,多为 12~18 h。主要症状为上腹部阵发性绞痛,继而腹泻,每日 5~10 次。粪便一般为水样或糊状,少数为黏液便或黏血样便,约 15%的患者出现洗肉水样血水便,但很少有里急后重。部分患者有发冷、发热。重症者出现脱水,少数有意识不清、血压下降、循环障碍等。病程为 1~3 d,一般预后良好。

(三)葡萄球菌食物中毒

1. 病原 葡萄球菌食物中毒是因摄入被葡萄球菌肠毒素污染的食物引起。能产生肠毒素的葡萄球菌主要是金黄色葡萄球菌(*Staphylococcus aureus*)。葡萄球菌为革兰阳性兼性厌氧菌,在 31~37℃、pH 为 7.4、水分较多,基质中蛋白质及淀粉含量丰富时最易繁殖,并产生大量肠毒素。肠毒素是一组耐热的单链蛋白质,已知有 A、B、C_1、C_2、C_3、D、E、F 8 个血清型,A 型毒力最强,引起食物中毒较多。肠毒素耐热性强,100℃加热 30 min 仍能保持部分活性。破坏食品中的肠毒素需 100℃加热食物 2 h。

2. 引起中毒的食品 主要为奶与奶制品、剩米饭、油煎荷包蛋、糯米凉糕、肉制品等。

葡萄球菌广泛分布于空气、土壤、水、健康人的皮肤及鼻咽部。葡萄球菌化脓性皮炎或上呼吸道感染者带菌率更高。患者的接触可使食品污染,被污染的食品在 37℃存放时最易产生肠毒素。

3. 中毒机制　　肠毒素刺激迷走神经和交感神经,经腹腔丛到达呕吐中枢,引起呕吐。

4. 临床表现　　潜伏期为 1～6 h,多为 2～4 h。主要症状为恶心、剧烈而频繁呕吐,呕吐物中常有胆汁、黏液和血,同时伴有上腹部剧烈疼痛。腹泻为水样便。体温一般正常。病程短,预后一般良好。

(四) 常见细菌性食物中毒的预防

1. 防止细菌污染,加强食品卫生监督　　应重点做好防止动物性食品受细菌污染的工作,包括防止动物生前与宰后污染;在存放食品时要生、熟分开,加工食品的用具及容器也应生、熟分开;另外,应定期对食品从业人员进行健康检查,肠道传染病患者及带菌者应及时调换工作。

2. 控制细菌繁殖及产毒　　低温储存食品是控制细菌繁殖及产毒的重要措施。因此,在食品加工、运输及储藏时应配置冷藏设备,并注意应尽可能缩短熟食储存时间。

3. 食品在食用前彻底加热以杀灭病原菌　　对沙门菌属、副溶血性弧菌属、大肠埃希菌属及变形杆菌属食物中毒来说,加热杀死病原菌是防止食物中毒的重要措施。为彻底杀灭食品中的这些细菌与毒素,应使食品深部达到一定温度,并持续一定时间。

三、常见非细菌性食物中毒

由致病菌以外的有害因素引起的食物中毒统称为非细菌性食物中毒。非细菌性食物中毒按其病原分为:有毒动物、有毒植物、化学物质等引起的食物中毒。与细菌性食物中毒相比,非细菌性食物中毒一般潜伏期较短,消化道症状不如细菌性食物中毒明显,但神经系统症状较明显,病死率较高,预后较差。

(一) 河豚中毒

河豚(puffer fish)又名鲀,味道鲜美但含有剧毒物质,品种有百种以上,我国产河豚 40 多种,引起中毒的主要有条纹东方鲀、豹纹东方鲀、弓斑东方鲀、星点东方鲀等。河豚在我国主要生活在东南沿海及长江中下游地区。

1. 毒性　　河豚体内的有毒成分为河鲀毒素。其所含毒素的量因性别、鱼体部位和季节不同而异,毒素含量以肝脏、卵巢最多,其次为肾脏、血液、眼、鳃和皮,新鲜洗净的鱼肉一般不含毒素,但如河豚死后较久,毒素可从内脏渗入肌肉中。有的品种,如豹纹东方鲀、星点东方鲀、虫纹东方鲀、月腹刺鲀的肉亦有毒素。每年 2～5 月为河豚的生殖产卵期,此时含毒素最多,因此春季易发生中毒。

河鲀毒素是一种毒性极强的、低分子质量、非蛋白类神经毒素,微溶于水,易溶于稀乙酸,在 pH 为 3～6 的酸性环境中较稳定,在 pH＞7 的碱性环境中易被破坏。其对光和热等极为稳定,煮沸、盐腌、日晒均不被破坏,100℃加热 7 h,200℃以上加热 10 min 才可被破坏,它对小鼠的急性毒性比氰化钠强 500 倍以上。

2. 临床表现　　河豚中毒的特点为发病急速而剧烈,潜伏期短,一般为 10 min～3 h,发病初期有颜面潮红、头痛,继而出现剧烈恶心、呕吐、腹痛、腹泻等胃肠道症状,然后感觉神经麻痹,口唇、舌、指端麻木及刺痛,感觉减退,继而运动神经麻痹,手部和臂部肌肉无力,抬手困难,腿部肌肉无力致运动失调、步态蹒跚、身体摇摆,舌头发硬,语言不清甚至全身麻痹瘫痪。严重者呼吸困难、血压下降、昏迷,最后可死于呼吸循环衰竭。可于 5 h 内死亡,病死率约为 50%。

3. 治疗　　一旦发生河豚中毒,必须迅速进行抢救,以催吐、洗胃和泻下为主,配合对症治疗,目前尚无特效解毒剂。肌肉麻痹可用士的宁,每次 2～3 mg,肌内或皮下注射。亦可试用亚硫酸钠或 L-半胱氨酸盐酸盐解毒。

4. 预防　　我国《水产品卫生管理办法》规定:"河豚有剧毒,不得流入市场,应剔出集中妥善处理。"因此,应加强食品卫生监督,严防某些饭店加工供应新鲜河豚;同时,应大力开展宣传教育,使群众了解河豚有剧毒,并能识别其形状,以防误食中毒。

笔记栏

（二）毒蕈中毒

蕈类亦称蘑菇（mushroom），属真菌植物。我国可食蕈有 300 多种，毒蕈有 100 余种，其中含剧毒可致人死亡的有 10 种。毒蕈中毒多发生于气温高、雨量多的夏秋季节，多为个人采摘误食引起。

1. 毒性　　由于生长条件不同，不同地区发现的毒蕈种类也不同，且大小形状不一，所含毒素亦不一样。毒蕈的有毒成分十分复杂，一种毒蕈可以含有多种毒素，有时多种毒蕈同含一种毒素。因此，毒蕈中毒程度与毒蕈种类、进食量、加工方法及个体差异等有关。

2. 临床表现　　毒蕈中毒临床表现较为复杂，可分为以下四种类型。

（1）胃肠炎型：引起此型中毒的为黑伞蕈属和乳菇属的某些菌种。有毒成分可能为刺激胃肠道的类树脂物质。中毒的潜伏期为 0.5～6 h，主要为胃肠炎症状，开始多为恶心，继而剧烈呕吐、腹泻（多为水样便），腹痛多为上腹部中心阵发性或绞痛。病程短，一般预后良好。

（2）神经精神型：导致此型中毒的毒蕈含有引起神经精神症状的毒素，这种毒素主要包括毒蝇碱、蜡子树酸、光盖伞素及幻觉原等。中毒潜伏期为 10 min～2 h，主要表现为副交感神经兴奋症状，如大量出汗、流涎、流泪、瞳孔缩小、脉缓等，尚有部分胃肠道症状。严重患者出现谵妄、精神错乱、幻视、幻听、狂笑、动作不稳等。此型中毒用阿托品类药物及时治疗，可迅速缓解症状。病程为 1～2 d，病死率低。

（3）溶血型：此型中毒由鹿花蕈引起，有毒成分为鹿花蕈素，属甲基联胺化合物，有强烈的溶血作用，此毒素具有挥发性，对碱不稳定，可溶于热水，烹调时如弃去汤汁可去除大部分毒素。中毒潜伏期为 6～12 h，发病开始以恶心、呕吐、腹泻等胃肠道症状为主，3～4 d 后出现黄疸、肝脾肿大，少数人出现血尿，严重时可引起死亡。肾上腺皮质激素治疗可很快控制病情。病程为 2～6 d，一般病死率不高。

（4）脏器损害型：此型中毒最严重，病死率可高达 50%～60%，甚至 90%。有毒成分主要为毒肽类及毒伞肽类，存在于毒伞属蕈（如毒伞、白毒伞、鳞柄白毒伞）、褐鳞小伞蕈及秋生盔孢伞蕈中。此类毒素为剧毒，对人致死量约为每千克体重 0.1 mg，可使体内大部分器官发生细胞变性，属原浆毒。含有此毒素的鲜蘑菇 50 g（相当于干蘑菇 5 g）即可使成人致死。

3. 治疗　　应及时采取催吐、洗胃、导泻、灌肠等措施，以清除肠内毒素；并大量输液以排除毒素；另外，对各型毒蕈中毒，还应根据不同症状和毒素进行特殊治疗，如毒伞型引起的神经精神型可用阿托品，溶血型用肾上腺皮质激素，脏器损害型用巯基解毒药（二巯丁二钠或二巯基丙磺酸钠）解毒，并用保肝疗法及其他对症措施。

4. 预防　　通过分类学和动物试验，可观察和鉴别有毒蕈类。也可借鉴一些传统经验，如色泽鲜艳，菌盖上长疣子，不生蛆，不被虫咬，有腥、辣、苦、酸、臭味，碰坏后容易变色或流乳状汁液的是毒蕈；煮时能使银器或大蒜变黑的也是毒蕈。但预防毒蕈中毒最根本的办法是切勿采摘不认识的蘑菇食用，无识别毒蕈经验者，不自采蘑菇。

（三）亚硝酸盐食物中毒

亚硝酸盐食物中毒近年来时有发生，主要是误将亚硝酸盐当作食盐而引起的。另外，摄入含大量硝酸盐、亚硝酸盐的蔬菜亦可致食物中毒。

1. 毒性　　亚硝酸盐是易溶于水的有毒化学物质，常呈白色粉末状，易与食盐混淆，中毒剂量为 0.3～0.5 g，致死量为 1～3 g。可经消化道被迅速吸收入血，作用于血中低铁血红蛋白，使其氧化成高铁血红蛋白而失去输送氧的功能，造成组织缺氧，产生一系列相应的中毒症状。

2. 临床表现　　亚硝酸盐中毒发病急速，潜伏期为 1～3 h。轻者表现为头晕，头痛，乏力，胸闷，恶心，呕吐，口唇、耳郭、指（趾）甲轻度发绀，血中高铁血红蛋白含量为 10%～30%。重者眼结膜、面部及全身皮肤发绀，心律快，嗜睡或烦躁不安，呼吸困难，血中高铁血红蛋白含量往往超过 50%。严重者可有昏迷、惊厥、大小便失禁，可因呼吸衰竭导致死亡。

3. 治疗　　迅速催吐、洗胃和导泻，以促使毒物尽快排出。轻度中毒可口服维生素 C 500 mg，一日 3 次，或静脉注射维生素 C 0.5～1.0 g，一日 2 次。症状可迅速消除。重度中毒者应及时应用特

笔记栏

效解毒剂亚甲蓝。亚甲蓝用量为每千克体重 1~2 mg,以 25%~50%葡萄糖液 20 mL 稀释后,静脉缓慢注射,1 h 后如症状不见好转可重复注射 1 次。大剂量维生素 C 可直接将高铁血红蛋白还原,故亚甲蓝、维生素 C、葡萄糖三者合用效果较好。

4. 预防

(1) 勿食存放过久的变质蔬菜;吃剩的熟蔬菜也不可在高温下存放较长时间再食用;腌制的蔬菜需至少 15 d 再食用。

(2) 肉制品中硝酸盐、亚硝酸盐的用量严格执行国家卫生标准的限量规定。

(3) 苦井水勿用于煮粥,尤其勿存放过夜。

(4) 防止错把亚硝酸盐当成食盐或碱面误食。

四、食物中毒的诊断、调查与处理

(一) 食物中毒的诊断标准总则

食物中毒诊断标准主要以流行病学调查资料及患者的潜伏期和中毒的特有表现为依据,实验室诊断是为了确定中毒的病因而进行的。食物中毒的特点有:中毒患者在相近的时间内均食用过某种共同的食品,未食用者不中毒,停止食用中毒食品后,发病很快停止;潜伏期较短,发病急剧,病程亦较短;所有中毒患者的临床表现基本相似;一般无人与人之间的直接传染。

食物中毒的确定应尽可能有实验室诊断资料,但由于采样不及时或已用药或其他技术、学术上的原因而未能取得实验室诊断资料时,可判定为原因不明食物中毒,必要时可由三名副主任医师以上的食品卫生专家进行评定。

(二) 食物中毒的报告

根据卫生和计划生育委员会颁布的《食物中毒调查报告办法》的规定,各级医疗机构及中毒单位主管负责人,有责任在中毒发生后,主动向当地卫生监督部门报告。各级卫生监督部门应在 24 h 内填写"食物中毒报告卡"[内容包括:中毒单位、中毒地址、进食时间、进食人数、发病时间、中毒人数、住院人数、死亡人数、引起(可疑)中毒食物、中毒原因及经过、中毒表现、采样检验结果、结论等]向上级卫生部门报告。省、自治区、直辖市卫生监督部门,则应填写"食物中毒报表"报卫生部门。如果发生的食物中毒超过 30 人或有人死亡或中毒事故发生在学校、地区性或全国性重要活动期,则实施紧急报告制度。

(三) 食物中毒的调查

县级以上地方人民政府卫生行政部门接到食物中毒或者疑似食物中毒事故的报告后,应当按照《食品卫生监督程序》的有关规定对食物中毒事故进行调查处理。调查工作应当由卫生行政部门两名以上卫生监督员依法进行。食物中毒事件的确定应当由食品卫生监督检验机构根据《食物中毒诊断标准及技术处理总则》(GB 14938—94)确定。

1. 调查前的准备　　开始调查前应准备好采样工具、取证工具(如照相机、录音笔等)、食物中毒快速检验箱、法律文书等,必要时可准备一些化学性、动植物性食物中毒的特殊解毒药。

2. 现场调查

(1) 组织卫生机构对中毒人员进行救治。

(2) 中毒患者临床表现和进餐史调查:按统一制订的"食物中毒患者临床表现调查表"逐项询问填写,须请患者签字认可,并尽可能采集患者的吐泻物、血等样品。对于住院患者,工作人员应抄录病历有关症状、体征及化验结果。

进餐调查按统一制订的"食物中毒患者进餐情况调查表"对患者发病前 24~48 h 进餐食谱逐项询问填写,并同时对同单位或同生活的部分健康人进行膳食史调查,作为对照,以便确定可疑食物。

(3) 可疑中毒食物调查:根据"食物中毒患者进餐情况调查表"的分析结果,调查人员应追踪至可疑食物制造单位,对可疑食物的原料、质量、加工烹饪方法、加热温度、时间、用具清洁度和食品储存条件进行调查,同时应采集剩余的可疑食物和对可能污染的环节进行涂抹采样。

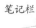

（4）食品从业人员健康状况调查：对疑似细菌性食物中毒，应对可疑食物的制作人员进行健康状况调查（是否有咳嗽、发热、腹痛、腹泻等症状），同时进行采便，或咽部涂抹采样。

3. 现场采样和检验　尽量采集剩余可疑食物及其原料、可疑食物制售环节、患者吐泻物、患者血尿样及从业人员带菌的样品等送检。疑似化学性中毒应尽可能用快速检验方法在现场进行定性检验，以协助诊断。

4. 取证　食物中毒的调查过程是一个取证的过程，因此，要充分利用照相机、录音机等工具，客观地记录下与当事人的谈话和现场卫生状况，现场记录应经被调查者签字认可。

（四）食物中毒的处理

1. 对可疑中毒食物及其有关工具、设备和现场采取临时控制措施

（1）封存造成食物中毒或者有可能导致食物中毒的食品及其原料，封存被污染的食品用工具及用具，并责令进行清洗消毒。实施上述行政控制的方式是加盖卫生行政部门印章的封条，并制作行政控制决定书。在紧急情况下，现场人员可予现场封存并制作笔录，然后报卫生行政部门批准，补送行政控制决定书。

（2）为控制食物中毒事故扩散，责令食品生产经营者收回已售出的造成食物中毒的食品或者有证据证明可能导致食物中毒的食品。

（3）对封存的食品及食品用工具和用具，卫生行政部门应当在封存之日起 15 d 内完成检验或者卫生学评价工作，并做以下处理：属于被污染的食品，予以销毁或监督销毁；未被污染的食品及已消除污染的食品用工具及用具，予以解封。

2. 食物中毒的处罚　对造成食物中毒事故的单位和个人，由县级以上地方人民政府卫生行政部门按照《食品安全法》和《食品卫生行政处罚办法》的有关规定，予以行政处罚；对造成严重食物中毒事故构成犯罪的或有投毒等犯罪嫌疑的，移送司法机关处理。

第三节　营养相关疾病

一、蛋白质-能量营养不良

蛋白质-能量营养不良（protein-energy malnutrition，PEM）是由缺乏能量和（或）蛋白质所致的一种营养缺乏症，主要见于 3 岁以下婴幼儿。临床上以体重明显减轻、皮下脂肪减少和皮下水肿为特征，常伴有各器官系统的功能紊乱。急性发病者常伴有水、电解质紊乱，慢性者常有多种营养素缺乏。临床常见三种类型：以能量供应不足为主的消瘦型、以蛋白质供应不足为主的水肿型及介于两者之间的消瘦-水肿型。

（一）病因

1. 摄入不足　小儿处于生长发育的阶段，对营养素尤其是蛋白质的需要相对较多，喂养不当是导致营养不良的重要原因，如母乳不足而未及时添加其他富含蛋白质的食品、奶粉配制过稀、突然停奶而未及时添加辅食、长期以淀粉类食品（粥、米粉、奶糕）喂养等。较大小儿的营养不良多为婴儿期营养不良的继续，或因不良的饮食习惯如偏食、挑食、吃零食过多、不吃早餐等引起。

2. 消化吸收不良　消化吸收障碍，如消化系统解剖或功能上的异常，如唇裂、腭裂、幽门梗阻、迁延性腹泻、过敏性肠炎、肠吸收不良综合征等均可影响食物的消化和吸收。

3. 需要量增加　急、慢性传染病（如麻疹、伤寒、肝炎、结核）的恢复期、生长发育快速阶段等均可因需要量增多而造成营养相对缺乏；糖尿病、大量蛋白尿、发热性疾病、甲状腺功能亢进、恶性肿瘤等均可使营养素的消耗量增多而导致营养不足。先天不足和生理功能低下如早产、双胎因追赶生长而需要量增加可引起蛋白质-能量营养不良。

（二）临床表现

体重不增是蛋白质-能量营养不良的早期表现。随营养失调日久加重,体重逐渐下降,患儿主要表现为消瘦,皮下脂肪逐渐减少以至消失,皮肤干燥、苍白,皮肤逐渐失去弹性,额部出现皱纹如老人状,肌张力逐渐降低,肌肉松弛,肌肉萎缩呈"皮包骨"时,四肢可有挛缩。皮下脂肪层消耗的顺序首先是腹部,其次为躯干、臀部、四肢,再次为面颊。皮下脂肪层厚度是判断蛋白质-能量营养不良程度的重要指标之一。蛋白质-能量营养不良初期,身高并无影响,但随着病情加重,骨骼生长减慢,身高亦低于正常。轻度蛋白质-能量营养不良,精神状态正常,但重度可有精神萎靡,反应差,体温偏低,脉细无力,无食欲,腹泻、便秘交替。合并血浆白蛋白明显下降时,可有凹陷性水肿、皮肤发亮,严重时可破溃、感染形成慢性溃疡。重度蛋白质-能量营养不良可有重要脏器功能损害,如心脏功能下降时可有心音低钝、血压偏低、脉搏变缓、呼吸浅表等。

（三）诊断

根据小儿年龄及喂养史,小儿蛋白质-能量营养不良有体重下降、皮下脂肪减少、全身各系统功能紊乱及其他营养素缺乏的临床症状和体征,典型病例的诊断并不困难。轻度患儿易被忽略,需通过定期生长监测、随访才能发现。诊后还需详细询问病史和进一步检查,以确定病因。5岁以下蛋白质-能量营养不良的体格测量指标的分型和分度如下。

1. 体重低下　　其体重低于同年龄、同性别参照人群值的中位数－2 SD,如在中位数－2 SD～－3 SD为中度;在中位数－3 SD以下为重度。

2. 生长迟缓　　其身长低于同年龄、同性别参照人群值中位数－2 SD,如在中位数－2 SD～－3 SD为中度;在中位数－3 SD以下为重度。

3. 消瘦　　其体重低于同性别、同身高参照人群值的中位数－2 SD,如在中位数－2 SD～－3 SD为中度;在中位数－3 SD以下为重度。

临床常综合应用以上指标来判断患儿蛋白质-能量营养不良的类型和严重程度。以上三项判断蛋白质-能量营养不良的指标可以同时存在,也可仅符合其中一项。符合一项即可进行蛋白质-能量营养不良的诊断。

（四）治疗

蛋白质-能量营养不良的治疗原则是积极处理各种危及生命的并发症、去除病因、调整饮食、促进消化功能。

1. 处理危及生命的并发症　　严重蛋白质-能量营养不良常发生危及生命的并发症,如腹泻时的严重脱水和电解质紊乱、酸中毒、休克、肾衰竭、自发性低血糖、继发感染及维生素 A 缺乏症所致的眼部损害等。有真菌感染的患儿,除积极给予支持治疗外,要及时进行抗真菌治疗及其他相应的处理。

2. 去除病因　　在查明病因的基础上,积极治疗原发病,如纠正消化道畸形,控制感染性疾病,根治各种消耗性疾病,改进喂养方法等。

3. 调整饮食　　蛋白质-能量营养不良患儿的消化道因长期摄入过少,已适应低营养的摄入,过快增加摄食量易出现消化不良、腹泻,故饮食调整的量和内容应根据实际的消化能力和病情逐步完成,不能操之过急。轻度蛋白质-能量营养不良可从每日 250～330 kJ/kg(60～80 kcal/kg)开始,中、重度可参考原来的饮食情况,从每日 165～230 kJ/kg(40～55 kcal/kg)开始,逐步少量增加;若消化吸收能力较好,可逐渐加到每日 500～727 kJ/kg(120～170 kcal/kg),并按实际体重计算热能需要。母乳喂养儿可根据患儿的食欲哺乳,按需哺喂;人工喂养儿从给予稀释奶开始,适应后逐渐增加奶量和浓度。除乳制品外,可给予蛋类、肝泥、肉末、鱼粉等高蛋白质食物,必要时也可添加酪蛋白水解物、氨基酸混合液或要素饮食。蛋白质摄入量从每日 1.5～2.0 g/kg 开始,逐步增加到3.0～4.5 g/kg,过早给予高蛋白质食物可引起腹胀和肝大。食物中应含有丰富的维生素和微量元素。

4. 促进消化　　其目的是改善消化功能。

（1）药物：可给予 B 族维生素和胃蛋白酶、胰酶等以助消化。蛋白质同化类固醇制剂如苯丙酸诺龙能促进蛋白质合成，并能增加食欲，用药期间应供给充足的热量和蛋白质。对食欲差的患儿可给予胰岛素注射，可降低血糖，增加饥饿感以提高食欲，注射前先服葡萄糖 20～30 g，每 1～2 周为 1 个疗程。锌制剂可提高味觉敏感度，有增加食欲的作用，每日可口服元素锌 0.5～1 mg/kg。

（2）中医治疗：中药参苓白术散能调整脾胃功能，改善食欲；针灸、推拿、抚触、捏脊等也有一定疗效。

5. 其他　　病情严重伴明显低蛋白血症或严重贫血者，可考虑成分输血。静脉点滴高能量脂肪乳剂、多种氨基酸、葡萄糖等也可酌情选用。此外，充足的睡眠、适当的户外活动、纠正不良的饮食习惯和良好的护理亦极为重要。

（五）预后和预防

预后取决于蛋白质-能量营养不良的发生年龄、持续时间及其程度，其中尤以发病年龄最为重要，年龄愈小，其远期影响愈大，尤其是认知能力和抽象思维能力易发生缺陷。本病的预防应采取综合措施。

1. 合理喂养　　大力提倡母乳喂养，对母乳不足或不宜母乳喂养者应及时给予指导，采用混合喂养或人工喂养并及时添加辅助食品；纠正偏食、挑食、吃零食的不良习惯，小学生早餐要吃饱，午餐应保证供给足够的能量和蛋白质。

2. 合理安排生活作息制度　　坚持户外活动，保证充足睡眠，纠正不良的卫生习惯。

3. 防治传染病和先天畸形　　按时进行预防接种；对患有唇裂、腭裂及幽门狭窄等先天畸形者应及时手术治疗。

4. 推广应用生长发育监测图　　定期测量体重，并将体重值标在生长发育监测图上，如发现体重增长缓慢或不增，应尽快查明原因，及时予以纠正。

二、单纯性肥胖症

单纯性肥胖症是由于机体长期能量摄入超过能量消耗，多余的能量在体内转变成脂肪，在体内积聚，从而导致体重增加，并产生一系列病理、生理变化的状态。

（一）病因

肥胖的发生总的来说有两个方面的原因，即内因和外因。

1. 肥胖发生的内因　　即遗传因素，在人类肥胖的发生过程中，遗传因素表现在两个方面。第一，遗传因素起决定作用。现已证实，第 15 号染色体有缺陷，可引起一种罕见的畸形肥胖。第二，遗传因素与环境因素相互作用。这种情况较多见，现已发现与人类肥胖有关的基因有四种：神经肽 Y、黑色素皮质激素、瘦素（leptin）和解偶联蛋白（uncoupling protein，UCP）。关于遗传因素与环境因素的关系及在肥胖发生中各自作用的大小，尚有许多争议。一般认为遗传因素决定了人体对肥胖的易感性，而环境因素与遗传因素的共同作用才决定人体最终是否肥胖。此外，环境因素在决定身体总脂肪量方面，作用可能大于遗传因素；而遗传因素在决定体脂的分布方面，可能更为重要。

2. 肥胖发生的外因　　即环境因素，主要包括饮食因素、社会因素、行为心理因素等。

（1）饮食因素：是产生肥胖的重要环境因素，如进食量过多、喜食高能量食物（富含脂肪食物）、经常大量食用甜食、经常饮酒、吃零食过多等。

（2）社会因素：随着社会的发展、科技的进步，一方面给人们带来了越来越丰富的食物，尤其表现在人们动物性食品、高脂肪食品等高能量食品的摄入量明显增加；另一方面科技的进步给人们创造了更加便利的交通、生活及工作条件，如汽车、电梯、电视、电脑及工厂生产的自动化操作等，从而使人们的体力活动减少，能量消耗随之减少。

（3）行为心理因素：有调查表明，肥胖者日常多不喜欢活动、进食量较多。此种行为有助于肥胖的形成。此外，有些人性格孤僻、内向、不善交际及参加活动；还有些人在事业、婚姻、爱情等方面受到挫折之后，对生活和前途失去信心，终日沉浸于"美酒佳肴"之中，久之亦可形成肥胖。

笔记栏

（二）肥胖对健康的危害

肥胖主要表现为体重增加，同时伴有某些疾病的危险性增大，总死亡率增加。大量研究显示，体重过低、正常及肥胖者的死亡率之间存在着"J"形曲线关系，即在体重过低及过高时死亡率均高，其中肥胖患者的死亡率最高。2 型糖尿病、心血管疾病、胆囊疾病、胃肠道肿瘤等的发病率和死亡率在肥胖者中均有增加，而且还可使一些非致命性疾病的发病率增加，如背痛、关节炎、不育及心理障碍等。

（三）诊断

肥胖常用的评价方法：身高标准体重法、皮褶厚度法和体重指数（body mass index，BMI）法。

1. 身高标准体重法

$$肥胖度（\%）=[实际体重（kg）-身高标准体重（kg）]/身高标准体重 \times 100\% \qquad （公式 3-1）$$

$$身高标准体重（kg）=身高（cm）-105 \qquad （公式 3-2）$$

判定标准：肥胖度≥10%为超重；肥胖度在 20%～29%为轻度肥胖；肥胖度在 30%～49%为中度肥胖；肥胖度≥50%为重度肥胖。

2. 皮褶厚度法　用皮褶厚度测量仪测量肩胛下和上臂肱三头肌肌腹处皮褶厚度，二者之和即为皮褶厚度。皮褶厚度一般不单独用来判定肥胖，常与身高标准体重法结合起来使用。

判定标准：肥胖度≥20%，且两处皮褶厚度≥80 百分位数，或其中一处皮褶厚度≥95 百分位数为肥胖。

3. BMI 法

$$BMI=体重（kg）/[身高（m）]^2 \qquad （公式 3-3）$$

BMI 是近年来最为常用的肥胖判定指标，它能够较好地反映体脂的含量。我国人群对肥胖的判定标准是：BMI<18.5 为轻体重；18.5≤MBI<24 为健康体重；24≤BMI<28 为超重，BMI>28 为肥胖。

（四）治疗

肥胖的治疗原则是达到能量负平衡，促进脂肪分解。常用以下方法。

1. 膳食疗法　通过控制每天的食物摄入量及摄入食物的种类，来减少总能量的摄入。使每天保持一定量的能量亏损。一般来说，在减肥之初，减少能量的摄入可能较为有效，但能量的摄入必须以保持人体能从事正常活动为原则。否则，将对身体健康带来危害，以致难以长期坚持。除控制总能量摄入外，还应适当控制三大生热营养素的生热比，可适当降低脂肪的生热比，增加蛋白质的生热比。

2. 运动疗法　常与膳食控制配合使用。采用运动疗法治疗肥胖应注意以下几点：第一，应重视增加习惯性的日常活动，如步行或骑自行车上下班、购物、爬楼梯等。第二，活动强度以低、中度为宜，尤其应注重快步走、骑自行车、爬山、游泳及做健身操等。一般不必选择高强度的体育活动。第三，应长期坚持，直至终生。否则，会出现体重反弹现象。

3. 药物疗法　只能作为膳食控制与运动治疗肥胖的辅助手段。以下情况可考虑采用药物治疗：第一，有饥饿感或明显的食欲亢进导致的肥胖。第二，存在相关的伴发疾病，如糖耐量减低、血脂异常和高血压。第三，存在其他有症状的并发症，如严重的关节炎、阻塞性睡眠呼吸暂停、反流性食管炎及腔隙综合征。目前，用于治疗肥胖的药物主要分为作用于中枢神经系统影响食欲的药物及作用于胃肠系统减少吸收的药物两大类。长期使用药物治疗可能产生许多不良反应，因此，应慎重使用，对于儿童、孕妇和乳母应禁止使用。

4. 手术疗法　对于非常严重的肥胖患者，且其他疗法均效果不佳时，可考虑采用手术疗法。

（五）预防

肥胖的预防包括 3 种预防措施，即普遍性预防（universal prevention）、选择性预防（selective prevention)和针对性预防(targeted prevention)。普遍性预防是针对总人群,针对性预防是针对已经超重或者具有肥胖生物学指标,但还不属于肥胖的个体而进行,目的是预防体重的增加及降低体重相关疾病的患病率。三种不同的预防措施主要是工作的对象不同,但工作的内容相似,主要包括:做好健康宣传工作,让人们充分认识到肥胖的危害性;指导人们合理营养,去掉一些不良饮食习惯;鼓励人们多参加体育锻炼及增加日常生活中的活动量。

三、心血管疾病

心血管疾病是严重危害人们健康的一类疾病。近年来,随着我国经济的发展,膳食结构的改变,心血管疾病的发病率呈现逐渐升高态势。本病的发病原因非常复杂,目前认为除与遗传、年龄、缺乏体力活动、抽烟等因素有关外,膳食因素对本病的发生和发展也起着重要作用。

(一) 与心血管疾病有关的营养因素

1. 脂类

(1) 脂肪酸:流行病学调查表明,膳食脂肪摄入总量,尤其是饱和脂肪酸的摄入量与动脉粥样硬化的发病率呈正相关。一般认为,饱和脂肪酸可使血胆固醇水平升高,尤其是低密度脂蛋白胆固醇水平升高。

(2) 胆固醇:一般认为,增加膳食胆固醇摄入可使血胆固醇浓度升高,从而使心血管疾病发病的危险性增加。

(3) 磷脂:可使胆固醇转化成胆固醇酯,实验证明,黄豆卵磷脂对降低血胆固醇和防止动脉粥样硬化有一定效果。

2. 能量与碳水化合物　膳食能量摄入长期超过能量消耗,可引起肥胖及血三酰甘油水平的升高,而肥胖、高三酰甘油血症均为冠心病、高血压等心血管疾病的重要危险因素;膳食中碳水化合物摄入过多,亦可引起肥胖及高脂血症(Ⅳ型);膳食纤维,尤其是可溶性膳食纤维可降低血浆总胆固醇水平,其中主要降低低密度脂蛋白。

3. 蛋白质　有报告显示,植物蛋白质中的大豆蛋白有明显的降血脂作用。以大豆蛋白替代膳食中的动物蛋白可降低低密度脂蛋白水平。

4. 维生素　维生素 E 具有抗氧化作用,可防止不饱和脂肪酸过氧化对心血管系统的损伤;维生素 E 亦可降低血浆低密度脂蛋白,升高高密度脂蛋白。维生素 C 也是一种重要的抗氧化剂,可捕捉自由基,防止不饱和脂肪酸的脂质过氧化反应;维生素 C 还参与胆固醇代谢形成胆酸、降低血胆固醇。此外,维生素 B_6、叶酸、维生素 B_{12} 缺乏症,可使血浆同型半胱氨酸浓度增加,而高同型半胱氨酸血症是心血管疾病的危险因素之一。

5. 无机盐　钙、镁、铬、钾、硒等对心血管系统具有保护作用。钠摄入过多可使血压升高,促使心血管疾病的发生。

(二) 膳食调控原则

(1) 控制总能量摄入,保持理想体重。减少总脂肪摄入量,使脂肪产能比在 30% 以下,降低饱和脂肪酸的摄入,适当增加单不饱和脂肪酸和多不饱和脂肪酸的摄入,使饱和脂肪酸:单不饱和脂肪酸:多不饱和脂肪酸等于 1:1:1。减少胆固醇的摄入,使每日胆固醇的摄入量≤300 mg。高血脂和调节功能差者,每日胆固醇的摄入量应≤200 mg。

(2) 增加膳食纤维和多种维生素。

(3) 饮食清淡、少盐。

(4) 适当多吃保护性食品,如大豆及其制品、山楂、大蒜、洋葱、香菇、木耳等。

四、糖尿病

糖尿病是由于体内胰岛素分泌绝对或相对不足而引起碳水化合物、脂肪和蛋白质等代谢紊乱的一种疾病。患者以高血糖为共同主要标志,以多饮、多食、多尿、体重减少,所谓的"三多一少"为主要临床

笔记栏

表现,且容易并发心、肾、脑、眼等部位的血管病变,从而引起严重的后果,如残疾甚至死亡。

(一) 糖尿病的危险因素

糖尿病也是由多种原因引起的疾病,其危险因素主要包括遗传因素、环境因素和生理病理因素等。

1. **遗传因素** 糖尿病与遗传有一定的关系。有人认为,在食物供应不足时,机体为了生存,人体的基因产生一种适应性的变化,即产生"节约基因",这种基因可将食物转变为脂肪储存起来,以供饥饿时维持生命。有这种基因的人,在其他危险因素的作用下,容易发生糖尿病。因此,正处于经济高速发展、生活水平迅速提高的国家和地区,糖尿病的患病率明显增加。例如,我国目前糖尿病的发病正呈增高趋势。

2. **环境因素** 包括饮食因素和社会环境因素。饮食因素主要有能量摄入多、消耗少,脂肪摄入过多,膳食纤维、维生素、矿物质摄入过少等。大多数 2 型糖尿病患者伴有肥胖,肥胖者糖尿病的发病率远远高于正常体重者。社会环境因素主要是指经济发达、生活富裕,提供了丰富的食物;生活节奏加快,竞争激烈,应急增多;科技进步带来了更加舒适、便利的工作和生活环境,减少了体力活动量等。

3. **生理病理因素** 如年龄增大、妊娠、感染、高血压、高血脂、肥胖等均可使糖尿病的患病率增加。

(二) 糖尿病的饮食调控原则

我国学者提出了以饮食治疗、运动治疗、教育与心理治疗、药物治疗和病情监测为内容的糖尿病"五驾马车"综合治疗原则,其中,饮食治疗对糖尿病的控制最为重要。糖尿病患者的治疗一般首先采用饮食治疗,饮食调控是糖尿病最基本的治疗方法。通过合理的饮食调控,轻型糖尿病可以不须使用药物;较重者在使用药物治疗的同时,亦必须长期坚持饮食治疗。饮食调控原则主要有以下几个方面。

1. **合理控制总能量** 是糖尿病饮食调控的总原则。能量的摄入以能维持或略低于理想体重为宜。此外,应配合适当的体力活动以增加能量消耗。

2. **选用合适的碳水化合物** 目前,对糖尿病患者碳水化合物的摄入量未做严格的控制,一般认为,摄入量以占总能量的 50%～60% 为宜。但对碳水化合物的种类却有一定的要求,要求选用吸收较慢的多糖,如玉米、荞麦、燕麦、莜麦等,适当控制小分子糖(如蔗糖、葡萄糖等)的摄入。

3. **增加可溶性膳食纤维的摄入** 可溶性膳食纤维通过延缓胃的排空,减缓碳水化合物在小肠的消化吸收,从而起到降低餐后血糖生成反应的作用,对 2 型糖尿病有一定的控制作用。

4. **控制脂肪和胆固醇的摄入** 脂肪供能占总能量的比例不应超过 30%。饱和脂肪酸:单不饱和脂肪酸:多不饱和脂肪酸以 1:1:1 为宜;每天胆固醇摄入量≤300 mg。

5. **增加优质蛋白质** 优质蛋白质以占总蛋白质的 1/3 以上为宜。

6. **充足的维生素和无机盐** 可适当增加 B 族维生素及维生素 C 的摄入量;在无机盐中,尤其需要补充含铬丰富的食物,如肉类、酵母等。铬是葡萄糖耐受因子(glucose tolerance factor, GTF)的重要成分,而 GTF 有助于增强胰岛素的作用,对于降低血糖、改善糖耐量、增强对胰岛素的敏感性有一定的作用。

知识拓展

膳食指南(dietary guidelines,DG)是指根据营养科学原则和百姓健康需要,结合当地食物生产供应情况及人群生活实践,给出的食物选择和身体活动的指导意见。各国的膳食指南均由政府或国家级营养专业团体研究制订,是健康教育和公共政策的基本性文件,是国家实施的推动食物合理消费及改善人群营养健康行为的一个重要组成部分。《中国居民膳食指南(2016)》共有六条核心推荐条目:① 食物多样,谷类为主;② 吃动平衡,健康体重;③ 多吃蔬果、奶类、大豆;④ 适量吃鱼、禽、蛋、瘦肉;⑤ 少盐少油,控糖限酒;⑥ 杜绝浪费,兴新食尚。

笔记栏

小 结

1. 食品安全风险评估 $\begin{cases} 危害识别 \\ 危害特征描述 \\ 暴露评估 \\ 危险性特征描述 \end{cases}$

2. 食物中毒按病原分为四类 $\begin{cases} 细菌性食物中毒 \\ 真菌及其毒素中毒 \\ 有毒动植物食物中毒 \\ 化学性食物中毒 \end{cases}$

3. 营养相关疾病 $\begin{cases} 蛋白质-能量营养不良 \\ 单纯性肥胖 \\ 营养与心血管疾病 \end{cases}$

【思考题】

（1）请阐述食物中毒的特征。

（2）如何进行糖尿病的饮食调控？

（3）食品安全风险评估由哪几个步骤组成？

（孙 峰）

笔记栏

第四章

流行病学概述

学习要点

- ● **掌握**：① 流行病学的定义；② 研究特点及方法分类。
- ● **熟悉**：① 流行病学的研究原理；② 流行病学的应用。
- ● **了解**：流行病学的发展简史。

人类在与疾病作斗争中最早发展起来的是临床医学。临床医学是从个体水平去研究疾病的表现、诊断与治疗，其目的是帮助患者早日痊愈。为了解疾病表现的内在机制，临床医学向微观和宏观两个方向发展，形成了基础医学和预防医学。基础医学是从组织、细胞和分子水平去研究疾病发生的机制，而预防医学则是从群体水平研究环境与疾病及环境与健康的关系，其目的是寻求预防疾病、促进健康的策略和措施。流行病学早期是预防医学中的一门重要的学科，但随着学科的发展，目前流行病学已被认为是整个现代医学领域的一门十分重要的基础学科。它不但研究具体的防病策略和措施，而且能为医学研究提供重要的方法学指导。

第一节　流行病学的定义与原理

一、流行病学的定义

"流行病学"的英文"epidemiology"来源于希腊文"epi"（在……之中、在……之上）和"demo"（人群），直译即为研究在人群中发生（事情）的学问（学科"ology"）。我国学者结合国内外专家近年来的实践对流行病学定义为："流行病学是研究疾病和健康状态在人群中的分布及其影响因素，以及制订和评价预防、控制和消灭疾病及促进健康的策略与措施的科学。"

随着健康观和医学模式的改变，流行病学的研究对象覆盖了疾病、伤害和健康三个层次。疾病包括传染病、寄生虫病、地方病和非传染性疾病等一切疾病；伤害包括意外、残疾、智障和身心损害等。因此，流行病学虽然起源于传染病的预防控制，目前已扩大到对疾病和健康状态的全面研究。

流行病学定义将疾病和健康状态的研究分为三个阶段。

1. **揭示现象**　揭示疾病和健康状态在人群中的分布所展示的现象。这些现象主要通过描述性流行病学方法来实现。

2. **找出原因**　从分析现象入手找出影响流行与分布现象的因素，提出的病因假说一般要借助分析性流行病学方法来检验或验证。

笔记栏

3. 提供措施 合理利用前两阶段的结果,制订预防或处置的策略与措施,并对其进行全面评价。这些需要通过人群流行病学实验,即实验流行病学(experimental epidemiology)的工作来完成。

二、流行病学基本原理

疾病在人群中不是随机分布的,而是表现出一定的时间、地区和社会人口学分布特征,这种分布上的差异又与危险因素的暴露和个体的易感性有关,对此进行测量并采取相应的控制措施是可以预防疾病的。因此,流行病学从研究这些分布入手了解其分布状况、分析其原因、制订干预措施并评价其效果,从而形成了流行病学独特的原理。

1. 疾病的分布 包括地区分布、时间分布和人群分布,是流行病学最基本的理论,研究疾病的分布即研究人与环境的关系,对疾病的病因分析和预防控制措施效果的评价具有重要的指导意义。

2. 病因论及病因推断 人群疾病的发生发展是由多种原因造成的,这些原因及互相之间的关系是复杂、多样和可变的,一种疾病发病水平的增长可以是多种病因或是称为危险因素综合作用的结果,其中包括社会因素、自然因素和人类遗传及心理因素的综合作用。

3. 疾病防制的原则和策略 即疾病的三级预防和疾病发生与发展的模型,这是预防医学根据疾病发生、发展和健康状况的变化规律,是在疾病发生的不同阶段采取不同的预防控制策略和措施的原则。

三、流行病学基本特征

流行病学作为一门预防医学的主导学科,又是临床医学用于探索病因的方法学,在其学术体系中体现着如下一些特征。

1. 群体特征 流行病学研究人群中的疾病现象与健康状态,即从人群各种分布现象入手,不只是考虑个人的患病与治疗问题。流行病学的研究结果是"群体诊断",是对人群疾病和健康状态的概括。

2. 对比的特征 对比是流行病学研究方法的核心,只有通过对比调查、对比分析,才能发现疾病发生的原因或线索。有比较才有鉴别,即使是一般的描述结果,也必须和相应的人群、时间和地点的结果相比较才能说明问题。病例对照研究等类型的研究更是贯穿着对比观察和分析的观点,严密的逻辑思维推理能力是流行病学工作者必须具备的基本素质。

3. 概率论的特征 流行病学研究中多使用频率指标,绝对数不能显示人群中发病的强度或死亡的危险度,频率指标的掌握应该有正确的分母数据才能计算。流行病学工作要求数量,而且是足够而合理的大数据,因此掌握一定的数理统计学原理与方法是学好流行病学的基础。

4. 社会医学的特征 人类的健康和疾病与环境因素有着密不可分的关系,人不仅具有生物属性,同时具有社会属性。疾病的发生不仅同人体的内环境有关,还必然受到自然环境和社会环境的影响和制约,因此,研究时应全面考察研究对象的生物、心理和社会生活状况。

5. 预防为主的特征 与临床医学不同的是,流行病学工作面向整个人群,着眼于疾病的预防,保护人群健康,特别是进行一级预防的实践,目的是保护人群健康。

总之,流行病学涉及社会科学、自然科学和医学科学的许多学科,是伴随着卫生统计学、微生物学和免疫学及传染病学的发展走过来的。其现在又与社会医学、心理学及卫生管理学建立了紧密联系。

第二节 流行病学的研究方法与用途

笔记栏

一、流行病学研究方法

流行病学是以医学为主的多学科知识为依据,利用观察和询问等手段来调查社会人群中的疾病和健康状况,描述频率和分布,通过归纳、综合和分析提出假说,进而采用分析性研究对假说进行检验,最终通过实验研究来证实假说的一门科学。其在对疾病的发生规律了解清楚之后,还可以上升到理论高度,用数学模型预测疾病,几种流行病学研究方法的设计类型见图4-1。

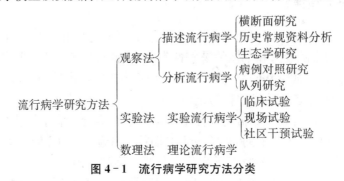

图 4-1　流行病学研究方法分类

(一) 观察法

观察法(observational method)对研究对象不施加任何实验干预措施,观察人群在自然状态下疾病和健康状况及有关因素的分布特征。观察性研究不能人为地控制实验条件,只能在自然条件下模拟实验性研究,尽量控制非研究因素,以获得较真实的结果。根据选择的研究对象和目的不同,观察法又分为描述性研究和分析性研究。

(二) 实验法

实验法(experimental method)是人为地控制实验条件、直接验证可疑病因与疾病之间是否有关联及是否为因果关联的流行病学研究方法。根据研究对象和研究目的不同,实验研究可以分为临床试验、现场试验和社区干预试验等。

(三) 数理法

数理法又称为理论流行病学(theoretical epidemiology),是指用数学模型定量地表达病因和宿主之间构成的数学关系,以预测疾病流行规律,从理论上探讨疾病的防制措施的效果。

二、流行病学的用途

随着流行病学原理的扩展和流行病学方法的迅速进步,目前流行病学的用途主要有以下几方面。

1. 疾病预防和健康促进　　预防包括无病时的防御使其不发生,发生后使其得到控制或减少直至消除,这在传染病和寄生虫病预防方面比较明显。预防也分为策略和措施两类。前者是方针,属于战略性和全局性的;后者是具体手段,是战术性的。随着健康流行病学出现,现代流行病学各方面的理解扩展至健康状态。

2. 疾病的监测　　是长期、连续地在一个地区范围内收集并分析疾病及其影响因素的动态,以判断疾病及其影响因素的发展趋势,并评价预防对策的效果或决定是否修改已制订的预防对策。

3. 疾病病因和危险因素的研究　　深刻了解疾病发生、多发或流行的原因才能更好地防制乃至消灭某一疾病。

4. 疾病的自然史　　通过流行病学方法研究人类疾病和健康的发展规律,以进一步应用于疾病预防和健康促进。疾病在个体中有一个自然发展过程,如亚临床期、症状早期、症状明显期、症状缓解期、恢复期。在传染病中有潜伏期、前驱期、发病极期、恢复期。这是个体的疾病自然史。疾病在人群中也有其自然发生的规律,称为人群的疾病自然史。

5. 疾病诊断、治疗、预防方法和防制效果评价　　应用流行病学的方法考核新疫苗、新药物、新疗效和疾病诊断及预后的问题目前已经形成了一门临床流行病学学科。在本课程中设定的筛检诊断方法的评价和循证医学大大推动了临床诊断技术的提高和开展。

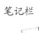

笔记栏

第三节 疾病的分布与流行强度

疾病的分布是指通过疾病在人群中的发生、发展和消长的表现,描述疾病在什么时间发生、在什么地区发生及在哪些人群中发生的现象,即疾病的三间(地区、时间、人群)分布。通过了解疾病在不同人群、地区和时间的分布特征来探索疾病的病因及预防疾病。这是流行病学研究的起点和基础。

疾病的分布是一个动态变化的过程,可因受到病因、环境、人群特征等自然因素和社会因素的影响而变化。研究疾病分布的意义在于:① 它是研究疾病的流行规律和探索疾病病因的基础。② 通过对疾病分布的描述和认识疾病流行的基本特征,是临床诊断很有价值的重要信息。③ 对疾病分布规律和决定因素的分析有助于为合理地制订疾病的防制、保健对策及措施提供科学依据。

一、疾病的地区分布

疾病的发生往往受地区自然环境和社会条件的影响,如地形、地貌、气温、湿度、化学元素及人群所处的政治制度、经济条件、宗教文化及生活习惯等因素的影响,因此,研究疾病地区分布常可为疾病的病因、流行因素等提供线索,以便制订防制对策。

(一)疾病在国家间分布

一些常见病及多发病在世界范围内并没有十分严格的地区性,但疾病在各个国家或不同地区的分布状况和流行强度上却有着明显的差异。例如,心脑血管疾病近 30 年来已成为一些国家的重要死亡原因,在世界不同地区死亡率差别很大,男性高于女性。进一步调查研究发现其死亡率的高低与膳食组成、生活习惯、烟酒、血压、血中胆固醇含量等因素有关。根据 WHO 统计年报提供的资料显示,捷克斯洛伐克共和国男性 45~47 岁组心血管疾病标化死亡率高于日本 4 倍;罗马尼亚女性标化死亡率高于法国 5.4 倍,无论男性或女性,死亡率最高的国家都是东欧国家,最低的却是日本和法国。非洲东南部和东南亚及中国的大部分地区是肝癌的高发区,但在澳大利亚、欧洲及北美地区的肝癌发病率却低于 5/10 万,高发地区的发病率与低发地区发病率比例达到 100:1 左右。

2013 年,WHO 对有关全球疾病状况的评估报告显示,21 世纪以来高收入国家中的人们主要死于慢性疾病,特别是心脑血管疾病、恶性肿瘤、阿尔茨海默病和慢性阻塞性肺疾病(图 4-2)。

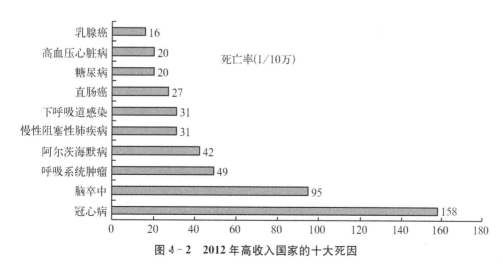

图 4-2 2012 年高收入国家的十大死因

低收入国家的人们死于心脑血管疾病的比重远远小于发达国家,这些国家的主要死亡原因是下呼吸道感染(95/10 万)与腹泻(55/10 万)。艾滋病(AIDS)引起的流行与死亡也是很重要的因素

（65/10 万）。疟疾，早产，出生并发症，结核病，出生窒息和营养不良引起的死亡也占了很大比重（图 4 - 3）。

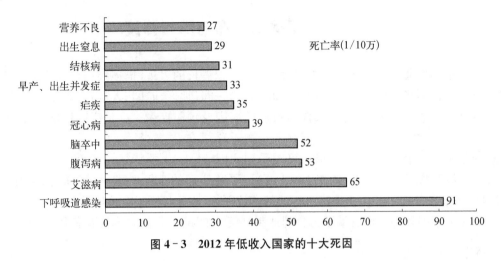

图 4 - 3　2012 年低收入国家的十大死因

　　近年来，一部分发展中国家中人群的心脑血管疾病发病有上升趋势。根据美国 2012 年按欧洲标准人口计算的标准化死亡率资料显示，中国和东欧发展中国家等中低收入的国家心脑血管疾病事件发病率近 10 年来有明显的上升趋势，在冠心病和脑卒中两类主要的心脑血管疾病的患病水平甚至超过了发达国家。

（二）疾病在国家内的分布

　　疾病在一个国家内的分布也有差别。我国疆域辽阔，人口众多，地处温带和热带气候区，南北气温相差悬殊，地势高低起伏，河流纵横交错，各个民族地区和杂居地区兼备，居民生活习俗和卫生文化水平差异明显，这些是了解疾病流行因素和探讨病因的有利条件。血吸虫病在我国长江中下游曾广泛流行，长江以北纬度较高地区则未见此病。这大概是因为北方干燥、寒冷、缺乏钉螺滋生繁殖条件。食管癌在我国北方多于南方，而北方又以太行山脉地区的山西、河南、河北三省交界处为圆心，死亡率以同心圆向周围扩散，逐渐降低。

　　恶性肿瘤的分布均以华东的上海、江苏、福建、浙江，华北的河南、山西、河北和西北的宁夏、青海等地死亡率最高，云南、贵州、湖南等地最低。胃癌主要集中在东部及西北部各省份，西起北疆，往东经甘肃、河西走廊、陕北、宁夏、内蒙古、辽宁，然后沿海岸线南下至胶东半岛及江浙一带。肝癌发病主要集中于东部沿海各省和东北的吉林，尤以广西、广东、福建和浙江、上海、江苏、吉林等沿海地区最为突出。由沿海向内地逐渐降低，其中广西以扶绥为中心，江苏以启东为中心，形成两个死亡率极高的肝癌高发区。这些地区的共同特点是温暖、潮湿、多雨。肺癌死亡率，以京、津、沪三市，东北三省及浙江沿海等工业发达地区死亡率较高。西南地区肺癌一般少见，唯有云南个旧的男性肺癌死亡率和宣威女性肺癌死亡率很高，居中国首位。肠癌主要集中在浙东、福建、江苏和上海等长江下游地区，与血吸虫病的分布呈正相关。白血病高死亡率地区集中于华东、华北和东北，以江苏、福建和上海等地比较多见，地区差异较少，主要呈散在分布，城市高于农村（图 4 - 4）。

（三）疾病的城乡分布

　　城市交通方便，人口稠密，居住拥挤，因此呼吸道传染病如流行性感冒、流行性脑脊髓膜炎、百日咳等经常有散发和流行。偏僻农村交通不便，人口稀少，居住分散，呼吸道传染病往往不易发生流行。但一旦有患者或携带者传入，也可以引起大规模流行。有些传染力强的传染病，如新变异株的流行性感冒的亚型出现，则无论农村和城市都可迅速传播，造成流行。

　　2014 年中国城市与农村居民前五位发病的疾病依次是：心血管病、恶性肿瘤、呼吸系统疾病、损伤和中毒。但 2005 年以来农村地区居民心血管病死亡率增加速度明显高于城市。2015 年农村心血管病死亡率为 298.42/10 万，其中心脏病死亡率为 144.79/10 万，脑血管病死亡率为 153.63/

笔记栏

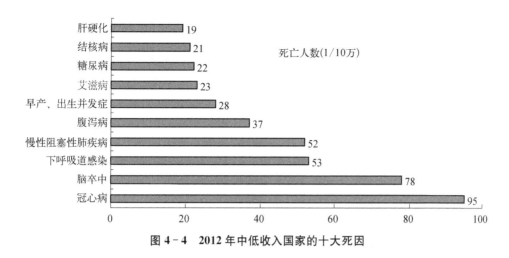

图 4-4　2012 年中低收入国家的十大死因

10 万;城市心血管病死亡率为 264.84/10 万,其中心脏病死亡率为 136.61/10 万,脑血管病死亡率为 128.23/10 万。

(四) 疾病的聚集性和地方性

患病或死亡频率高于周围地区或高于往年平时的情况称为疾病的聚集性(clustering)。自然环境和社会因素的影响而使一些疾病,包括传染病和非传染病,常在某一地区呈现发病率增高或只在该地区存在的状况称为地方性(endemic)。疾病呈地方性存在情况大体上有三种。

1. **自然疫源性**　某些传染病如鼠疫、地方性斑疹伤寒、恙虫病、森林脑炎等,经常存在于某一地区,这是由于该地区存在本病的动物传染源(reservoir of infection)、传播媒介及病原体生存传播的自然条件,致使病原体在野生动物间传播,而能在自然界生存繁殖。当人类进入这种地区时能受感染。这种疾病称为自然疫源性疾病。这类地区称为自然疫源地。

2. **统计地方性**　因为一些地区居民文化及卫生设施水平低,或存在一些特殊条件及风俗习惯,而使一些传染长期存在,如伤寒、痢疾等。这些病只是统计数据经常高于其他地方,与当地自然条件无关,称为统计地方性疾病。

3. **自然地方性**　一些传染病因传播媒介受自然环境影响,只在一定地区生存,使该病分布呈地方性,称自然地方性疾病,如疟疾、血吸虫病、丝虫病等。

还有一些疾病如大骨节病、地方性甲状腺肿、地方性氟中毒等是由该地区的自然地理环境中缺乏或过多存在一些微量元素造成的。因此,这些疾病具有严格地方性,称为地方病。

二、疾病的时间分布

疾病的流行,无论传染病还是非传染病均随时间的推移而不断变化,有的由散发而流行,有的则被消灭。例如,曾严重威胁儿童生命的天花,已于 1979 年在全世界被消灭。但是,有的传染病却正在威胁人类的健康和生命,如病毒性肝炎、性病、狂犬病、艾滋病等。2016 年全国共报告法定传染病发病 6 944 240 例,死亡 18 237 人。报告发病数居前五位的病种依次为病毒性肝炎、肺结核、梅毒、细菌性和阿米巴性痢疾、淋病;报告死亡数居前五位的病种依次为艾滋病、肺结核、狂犬病、病毒性肝炎和人感染 H_7N_9 禽流感。

全国疾病监测系统 2004～2010 年死因监测数据显示,全国心血管疾病总死亡率从 2004 年的 240.03/10 万升至 2010 年的 268.92/10 万,该趋势主要是由缺血性心脏病死亡上升所致,心血管病占总死因的 41%。缺血性心脏病、高血压心脏病、脑血管病死亡率均呈上升趋势,每年上升幅度分别为 5.05%、2.08%、1.02%,而风湿性心脏病死亡率则以每年 7.02% 的幅度下降(表 4-1)。事实上,心血管疾病的流行现象已经成为我国重要的公共卫生问题。但从 2009 年起,中国心血管疾病死亡率的上升趋势明显趋缓,已有形成平台期的态势。

表 4-1 2004～2010 年我国心血管病死亡率及其变化

| 疾病种类 | 死亡率(1/10 万) | | | | | | | 年变化值 | 年变化幅度(%) |
	2004	2005	2006	2007	2008	2009	2010		
缺血性心脏病	71.15	74.44	69.49	82.18	86.99	88.23	92.03	3.84	5.05
脑血管病	143.38	147.85	133.29	145.96	153.44	150.58	148.58	1.47	1.02
高血压心脏病	10.21	10.58	26.05	21.65	16.23	14.92	13.53	0.32	2.08
风湿性心脏病	6.42	6.08	5.07	4.76	5.19	4.50	3.86	−0.38	−7.02
其他心脏病	8.87	8.83	14.67	14.00	12.04	10.57	10.92	0.30	2.66
合 计	240.03	247.79	248.57	268.56	273.96	268.80	268.92	5.50	2.17

资料来源：中华流行病学杂志，2013。

2012 年全国居民慢性疾病死亡率为 533/10 万，占总死亡人数的 86.6%。心脑血管疾病、癌症和慢性呼吸系统疾病为主要死因，占总死亡的 79.4%，其中心脑血管疾病死亡率为 271.8/10 万，癌症死亡率为 144.3/10 万(前五位分别是肺癌、肝癌、胃癌、食道癌、结直肠癌)，慢性呼吸系统疾病死亡率为 68/10 万。

疾病的时间分布变化反映了病因和流行因素的变化，分析疾病的时间变化可以了解疾病的流行动态，有助于验证可能的致病因素与疾病的关系，为制订疾病防制措施提供依据。疾病的时间分布变化形式可分为下列四种类型。

(一) 暴发

暴发(outbreak)指在一个局部地区或集体单位的人群中，短时间内突然发生许多临床症状相似的患者，如 1988 年上海甲型肝炎的暴发流行。如果是短时间内较大范围内有相同病例突然增多的现象则称为短期波动(rapid fluctuation)。

引起疾病暴发的原因是许多人接触同一致病因子，由于不同的个体潜伏期不同，发病有先有后，如若共同一次性暴露于同一致病因子，大多数病例的发病日期集中在该病的最长和最短潜伏期之间，发病高峰位于该病的平均潜伏期处。因此，可从发病高峰推算暴露日期，从而找出引起暴发的原因。常见的暴发有食物中毒、伤寒、痢疾，还有化学毒物中毒等。食物中毒暴发常在数小时或数十小时内发生，多因共同食源所致。

(二) 季节性

疾病的流行有一定季节(seasonality,seasonal variation)，传染病尤为明显。例如，流行性乙型脑炎在我国北方 8、9、10 三个月为发病高峰季节。而南方稍早，其主要原因与乙型脑炎病毒在媒介昆虫体内繁殖特性及蚊虫滋生条件有关，也与猪的病毒血症时间密切相关。又如，细菌性痢疾在我国各地终年均可发生，但有季节性升高，一般为 8～9 月，南方稍早，北方稍晚，有的地区季节性高峰内的病例数占全年病例数的 40% 以上。

季节性高峰的原因复杂，受各种气象因素及媒介昆虫、野生动物、家畜等生长繁殖等因素的影响，也受风俗习惯、生产、生活、卫生水平等因素的影响。有的季节性发病现象尚未得到合理的解释。季节性研究不但可探讨流行因素、传染源，还可为防制对策的制订提供依据。

(三) 周期性

疾病依规律性的时间间隔发生流行，称为周期性(periodicity)。一些传染病由于易感者增多而发生流行，常可表现为周期性流行。麻疹疫苗普遍使用前，在人口众多的城市中常常表现为两年一次流行高峰。自 1965 年广泛推广使用麻疹疫苗后，我国麻疹的发病率显著降低，周期性流行已不明显。周期性流行也发生于流行性脑髓膜炎，7～9 年流行一次；百日咳 3～4 年一次；甲型流行性感冒 2～3 年一次；乙型流行性感冒 4～6 年一次。其主要是与人口稠密的城市中易感者积累及传染源与易感者接触有关。

(四) 长期变异

经过长期变异，我国疾病谱发生了显著变化，2002～2014 年急性心肌梗死(AMI)死亡率总体呈

笔记栏

上升态势,从 2005 年开始呈快速上升趋势。农村地区急性心肌梗死死亡率不仅于 2007 年、2009年、2011 年数次超过城市地区,而且于 2012 年开始明显升高,2013 年、2014 年大幅超过城市水平。2014 年中国急性心肌梗死死亡率城市为 55.32/10 万,农村为 68.6/10 万。

全国肿瘤登记中心主任陈万青教授 2016 年在美国《癌症》杂志中提出,由于工业化和城市化进程导致严重的空气污染,肺癌成为中国死亡率上升最快的恶性肿瘤病种,肝癌、胃癌、结直肠癌、乳腺癌等死亡率也呈上升趋势,唯有食管癌死亡率呈下降状态(图 4-5、图 4-6)。

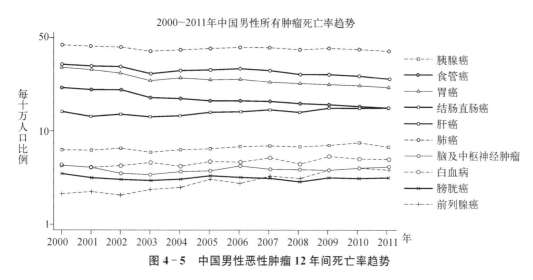

图 4-5　中国男性恶性肿瘤 12 年间死亡率趋势

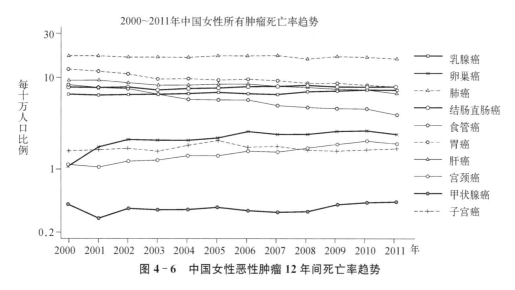

图 4-6　中国女性恶性肿瘤 12 年间死亡率趋势

疾病长期变异可能是由于社会生活条件的改变、医疗技术的进步、自然条件的变化、生产生活习惯的改变及环境污染等,从而导致致病因素和宿主均发生了变化。研究疾病长期趋势可探索致病因素和宿主变化的原因,为疾病的病因提供线索,并为制订疾病的预防策略提供理论依据。

三、疾病的人群分布

疾病的发病率常随人群的不同特征如年龄、性别、职业、种族、民族、婚姻状况等不同而有差异。有些特征是固有的,如性别、种族;有些可随时间、环境的变化而改变,如年龄、职业等,许多疾病的发病率、死亡率和病死率与这些特征的变化都有关。研究疾病在不同人群中的分布特征,可以帮助人们确定危险人群、探索病因及流行因素。

(一) 性别

描述疾病的性别分布,一般是比较男女的发病率、患病率或死亡率,有时也可以用性别比来表

笔记栏

示。比较不同性别发病的差异,有助于探讨致病因素。男女传染病发病率的差异,主要是由接触危险因子的概率不同造成的。例如,虫媒传播疾病、性传播疾病等可因接触病原体机会不同而导致男女两性发病率不同。

一些非传染性疾病的男女患病机会也不相同。例如,脑卒中、冠心病、高血压的发病率和患病率男性高于女性,而胆囊炎、胆结石的发病率和患病率则女性高于男性。在恶性肿瘤死亡率中,美国男女性发病的水平也是各有高低(表4-2)。在伤害发生中也存在着明显的性别差异,除自杀外均为男性高于女性。这些非传染性疾病在性别分布的差异,可能与暴露于致病因素的机会不同、女性的生理解剖特点、环境、行为及心理因素有关。

表4-2 2001年美国男女性发病数最高的10种肿瘤

顺 位	男 性			女 性		
	肿瘤部位	发病数(万)	构成比(%)	肿瘤部位	发病数(万)	构成比(%)
1	前列腺	19.8	31	乳腺	19.2	31
2	肺	9.1	14	肺	7.9	13
3	结直肠	6.7	10	结直肠	6.8	11
4	尿道膀胱	3.9	6	宫体	3.8	6
5	非霍奇金	3.1	5	非霍奇金	2.5	4
6	黑色素瘤	2.9	5	卵巢	2.3	4
7	口腔	2.0	3	黑色素瘤	2.2	4
8	肾	1.9	3	尿道膀胱	1.5	2
9	白血病	1.8	3	胰腺	1.5	2
10	胰腺	1.4	2	甲状腺	1.5	2

资料来源:中国肿瘤,2001。

克山病和地方性甲状腺肿等地方病的发病率女性高于男性,这可能与女性因妊娠、哺乳及其他生理活动对硒及碘的需要量增加,造成相对供应不足,有关食物癌发病的性别比例随着地区不同而异。

(二)年龄

疾病的发生与年龄的关系相当密切,大多数疾病在不同年龄组的发病率各异。年龄分布的影响因素有以下几方面。

1. 人群的免疫力 容易传播而且病后有巩固免疫力的传染病,这些疾病大多在儿童中发病率高,如麻疹、百日咳、水痘在学龄前儿童发病率最高;腮腺炎则在学龄儿童中多见。有一些传染病如脊髓灰质炎、流行性乙型脑炎、流行性脑脊髓膜炎等,人群中普遍存在隐性感染,成人多已获得免疫,故这些传染病的发病率还是以儿童年龄组为高。

2. 慢性疾病特征 恶性肿瘤与退行性病变的发病率,一般均随年龄的增加而增高,如糖尿病、食管癌及肺癌等都呈现这样的现象,但白血病则在儿童期和老年期均较多见。

3. 暴露机会的大小 流行性出血热、森林脑炎及布鲁氏菌病一般多发生在青壮年男性,而狂犬病的发病则以饲养宠物或遭受到躁狂动物攻击的儿童多见。

4. 生活方式 由于都市人们的生活节奏加快及工作压力的增加,一般年轻的学生或脑力劳动者容易出现精神或生理性疾病。据骆宏博士对2010年1642例杭州市不同职业人群进行压力调查,结果发现,36.01%的大学教师、42.39%的市级医院医护人员、35.96%的区级政府公务员和55.83%的某大学学生正处于健康危险性压力状态。

扬州大学医学院孙峰等2007年对扬州市农村社区15岁以上男女各年龄组的高血压患病率基线调查资料显示,男女性35岁以前变化不大,45岁以后就有持续升高趋势(表4-3)。

冠心病的发病率也有明显的年龄分布差异,孙佳艺等根据中国MONICA方案北京地区2007~2009年监测结果显示,2009年25岁以上男女性的发病均随着年龄的增加而升高(图4-7)。

笔记栏

表4-3　扬州市农村社区15岁以上男女各年龄组的高血压患病率

年　龄	男		女		合　计	
	患病数	患病率(%)	患病数	患病率(%)	患病数	患病率(%)
15～	42	2.8	30	1.9	78	1.9
25～	118	8.6	69	4.4	187	5.9
35～	224	9.9	159	7.7	383	8.8
45～	401	20.9	303	16.7	704	18.6
55～	657	34.1	461	29.9	1 118	31.8
65～	302	45.0	223	40.1	525	42.7
75～	196	50.6	148	48.2	344	49.7
合　计	1 940	21.2	1 393	17.1	3 339	19.3

资料来源：实用全科医学，2007。

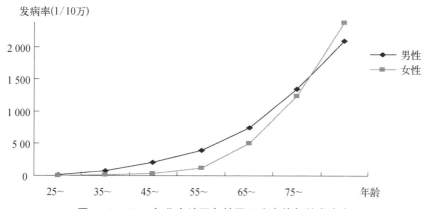

图4-7　2009年北京地区急性冠心病事件年龄发病率

（三）种族和民族

不同种族人群的发病包含着许多因素，如遗传、地理环境、国家、宗教及生活习惯等。例如，马来西亚居住有3种民族：马来人患淋巴瘤较多；印度人患口腔癌多；而中国人患鼻咽癌和肝癌较多。

美国黑种人和白种人的发病率和死亡率有很显著的区别。黑种人多死于高血压心脏病、脑血管意外、结核、梅毒、犯罪和意外事故。而白种人的死亡率比较高的是血管硬化性心脏病、自杀和白血病。另外，黑种人中宫颈癌的发病水平较高，白种人中的乳腺癌发病较多。美国各种族的恶性肿瘤的死亡率见表4-4。

表4-4　1990～1997年美国不同人种的发病率与死亡率(1/10万)

种　族	发 病 率		合　计	死 亡 率		合　计
	男	女		男	女	
白种人	476.3	352.4	402.1	207.0	139.1	166.5
黑种人	597.9	377.4	444.6	305.5	167.7	221.9
亚洲/太平洋群岛人后裔	323.5	246.9	279.3	127.2	83.0	102.3
印第安人	175.9	137.3	152.8	124.6	90.0	104.5
西班牙裔人	323.2	240.9	272.9	130.6	85.6	104.0

资料来源：张忠清，2001。

非裔美国人癌症死亡率比白种人要高33%，是亚洲/太平洋群岛人后裔的2倍多。美国女性非裔黑种人死亡率最高的是乳腺癌和结直肠癌，而在美国不管是黑种人女性还是白种人女性的肺癌死亡率均很高，不同的民族食管癌的发病率差别也很大。美国的有色人种男性食管癌发病率（20.5/10万）高于白种人（5.8/10万），亚洲的中国人和日本人高于欧洲人和美国人。我国少数民族中，食管癌死亡率以哈萨克族为最高（33.9/10万），苗族最低（1.09/10万），两者相差31倍。

民族和种族对疾病的影响主要来自两个方面：一方面是由于生活习惯和经济条件；另一方面为

遗传因素,如镰状细胞贫血只见于黑种人,而尤因肉瘤在黑种人中尚无此病。

(四)社会阶层

疾病的分布与社会阶层有关。社会阶层是与工薪收入、职业、文化教育程度、生活状况有关的一个术语。疾病发生与社会因素有关,而社会阶层最能体现各种社会因素的综合。

例如,脑栓塞较多发生在富裕的上层社会人群中,经济文化层次较高地区人群缺血性脑卒中的死亡率高于体力劳动者居住地区;但重体力劳动者、夜间工作者出血性脑卒中多见,老年性残疾则是在低文化程度人群中的发生率较高,这可能与文化素质低、缺乏残疾防治知识,致使各种致残性疾病增加有关。

(五)婚姻状况与家庭

国内外经多年调查证明,婚姻状况不同对两性的健康有着明显的影响。其影响因素主要有如下几方面。

1. 婚姻状况不同对人的健康有明显的影响　　国内外的许多研究证实,全死因死亡率以离婚者＞丧偶及独身者＞已婚者。

2. 近亲婚配对后代的影响　　主要表现在增加隐性遗传病的发病率,而且先天畸形、早产和流产、幼儿夭折的风险也增加。

3. 家庭作为人类社会的基本组成成分对健康的影响　　对疾病遗传分布的研究是人们了解遗传特征和疾病抵抗力的基础。家庭成员共同生活、密切接触,一些传染病如结核、病毒性肝炎、细菌性痢疾等易在家庭中传播,呈现家庭聚集性。虽然在一个家庭生活,但男女老少的发病率不同。家庭成员的数量、年龄、性别、免疫状况、文化卫生水平、风俗习惯等均影响疾病的发病率。

(六)行为

近年来行为医学的研究正在发展,也发现了许多不良行为对人体的危害。一些疾病在不良行为人群中的发病率或死亡率均高。据 WHO 报道,在发达国家和部分发展中国家,危害人类健康和生命的主要原因是恶性肿瘤、冠心病、脑卒中、高血压、糖尿病等慢性非传染性疾病,而这些疾病的发生与发展,有 60%～70%是由社会因素和不健康的生活方式与不良行为习惯造成的。最常见的不良行为有吸烟、酗酒、不正当性行为与吸毒、静态生活方式、超重等。

1. 吸烟　　是典型的不良行为。不同国家许多学者的多次研究均证明吸烟者的肺、喉、咽、食管、胃、肝、膀胱部位癌症的死亡率均高于不吸烟者,而且均存在剂量-反应关系。戒烟后 5～10 年可下降到不吸烟者水平。此外,缺血性心脏病、周围血管病、胃溃疡、慢性阻塞性肺疾病均与吸烟有关。妇女不吸烟但因丈夫吸烟而形成的被动吸烟也使肺癌等癌症死亡率上升,增加患乳腺癌、缺血性心脏病的危险度。儿童也因被动吸烟而增加呼吸道疾病的危险性,影响其智力和身体发育。因此,大力宣传戒烟、开展各种戒烟活动是十分必要的。

2. 酗酒　　也是一种不良行为。近年来,我国饮酒者增多,长期过量饮酒可以称为酗酒。饮酒为肝硬化、食管癌、咽癌、胃癌、肝炎、高血压等的危险因素;酗酒还与吸烟及其他致癌因素起协同作用。酗酒后往往发生事端,有的甚至造成犯罪,而且也是引起交通事故造成意外伤害的重要危险因素。

3. 不正当性行为与吸毒　　吸毒、不正当性行为、同性恋等对人类健康的危害愈来愈明显,截至 2016 年年底,全球共有 3 670 万名人类免疫缺陷病毒(human immunodeficiency virus,HIV)感染者;2013 年中国登记在册的吸毒人员总数超过了 100 万,其中 17～35 岁人员占 74.1%,静脉吸毒的比例约占 50%,一些地区吸毒者共用注射器比例高达 96.6%。根据中国艾滋病哨点监测,1995～2000 年 5 年间,全国注射吸毒者平均 HIV 感染率增加 500 倍。中国 HIV 感染者多以吸毒人群为主体,占 60%左右。不过,近年来性行为造成的 HIV 感染的比例已经有超过吸毒者的趋势,我国2014 年新报道感染者和患者 10.4 万例,较前年增加 14.8%。

4. 静态生活方式　　美国将其定义为每周空闲时间体育活动少于 3 个 20 min。调查结果显示,办公室工作人员有 50%的人一旦坐下,除非上厕所,轻易不站立;30%的人只有觉得不适才进行运动;只有 12%的人平均半小时起身一次。同时,体育锻炼被绝大多数人所忽略,68%的人几乎不

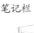

笔记栏

锻炼,只有10%不到的人每周进行固定锻炼。由于体育活动太少,骨科疾病和心血管疾病患者已经越来越年轻;长时间固定一个姿势使得颈椎、腰椎疾病慢慢侵蚀办公室人群;久坐不运动不利于血液循环,还可能导致高血脂等心血管疾病。

5. 超重　　随着人们饮食条件的改善,超重者日渐增多,成为一大致病原因。超重人群中糖尿病、高血压、心脑血管疾病、脂肪肝、乳腺癌等病的发病率高于一般人群。因此,应提倡改进膳食构成、多食蔬菜、水果、少食肉类及脂肪等,以减少超重者。

四、疾病流行的强度

疾病流行的强度就是疾病在某地区一定时期内存在数量的变化及各病例之间的联系程度,称为疾病的社会效应,也是疾病在人群中的分布特征。表示流行强度的术语有散发(sporadic)、流行(epidemic)和大流行(pandemic)。

(一) 散发

散发是指某病在一定地区的发病率呈历年来的一般水平。其一般多用于区、县以上范围,不适于小范围的人群,如家庭、工厂和学校等。不同病种、不同时期疾病的散发水平不同。确定某病在某地区是否属于散发,应参照当地前3年该病的发病率,如当年发病率未显著超过既往一般发病率,则称为散发。

(二) 流行

流行是指一个地区某病发病率明显超过历年的散发发病率水平。流行与散发是相对的,各地应根据不同时期、不同病种等作出判断。有些传染病大多数为隐性感染。当它流行时临床症状明显病例可能不多,而实际感染率却很高,这种现象称为隐性流行,如流行性乙型脑炎和脊髓灰质炎常具有这种特点。

(三) 大流行

大流行即疾病蔓延迅速,涉及地域广,往往在比较短的期间内越过省界、国界甚至洲界,而形成大流行。流感甲型病毒的表面抗原常发生的"飘移"会导致新病毒"亚型"的出现。人体内几乎没有抵御这种新生病毒的抗体,结果导致了甲型流感病毒每隔10～15年就会发生一次大范围的流行。

第三节　描述疾病分布常用指标

描述疾病在人群中的分布,一般是计算疾病在不同地区、不同时间和不同人群中发生的频率,然后进行分析,得出其流行规律及病因假设。描述疾病分布常用的指标有以下几种。

一、发病率

发病率(incidence rate)表示一定期间内(一般为一年)某人群中发生某病新病例发生的频率。

$$发病率(I) = \frac{一定期间内某人群中某病新病例数}{同时期暴露人口数} \times K$$

$$K = 100\% 或 10\ 000/万$$

（公式 4-1）

暴露人口也称危险人群,暴露具有两方面特征:① 必须是观察时间内该地区的观察人群;② 该人群对所研究的疾病具有易感性。

如在评价麻疹疫苗对学龄儿童的预防效果时不能将曾经患过麻疹或已经接种过麻疹疫苗的儿童作为暴露人口计算。但实际工作中有些疾病的暴露人口由于难以确定,一般我们也用该地区的某年的平均人口来代替,采用的方法是:① 该年6月30日24时(或7月1日0时)人口数;② 年初人口数与年终人口数的和除以2。

笔记栏

发病率用来描述某种疾病(一般是指急性发作的疾病)在某地区的发病水平高低和疾病的分布,探讨发病因素,提出病因假设和评价防疫措施效果。发病率也是队列研究常用指标,用来比较不同队列的发病率,以验证假设。

发病率的分子为新发生的病例,对于发病时间较清楚的疾病,如脑卒中、心肌梗死之类疾病的发生容易判定是否为新病例。但是,恶性肿瘤或精神病等疾病的发病时间很难确定,这时可以以症状体征发生的初发时间、疾病的初次报告或诊断时间作为发病时间。

发病率也可按疾病种类、年龄、性别、职业、地区及不同人群而分别统计计算。疾病的发生与居民的年龄、性别构成有关,年龄、性别构成不同,其发病也不同,因此,为了对不同年龄、性别、地区、年份、职业等人群某病发病或死亡情况进行比较,必须对他们的发病率、病死率和患病率进行年龄、性别的标准化计算,称为标化发病(或病死、患病等)率。

二、罹患率

罹患率(attack rate)又称短时期内的发病率,用于短时间(月、周、日)内新发病例的频率。

$$罹患率 = \frac{短时间内某人群中某病新病例数}{同时期暴露人口数} \times K \qquad (公式 4-2)$$

测量一些食物中毒、职业中毒及传染病的暴发和流行的发病水平时常用罹患率。因为此率的计算时效期较短,所以要注意暴露人口的准确性(accuracy)。在探讨暴发或流行的病因时使用罹患率指标能根据暴露程度较精确地测量发病概率。

三、患病率

患病率(prevalence rate)又称现患率或流行率,是指某特定时间内某病的现象(新、旧)病例数与同期平均人口数之比。

$$患病率(P) = \frac{特定时间内现患病例数}{同期平均人口数} \times K \qquad (公式 4-3)$$

患病率是横断面调查得出的疾病频率,故调查时间不能拖得太长,一般应在一至数月完成,一般不超过一年时间。按某时计算的患病率称为时点患病率,如不超过一个月时间的现况调查;按一段时间计算的患病率称为期间患病率,如几个月或一年时间。患病率一般用于病程长但病死率不是很高的慢性疾病发病水平的测量,如心血管病、肺结核及良性肿瘤等,患病率能反映有价值的信息,在医疗设施规划,估计医院床位周转、卫生实施及人力的需要量,医疗质量评价和医疗经费的投入方面提供科学依据。患病率也常用来研究疾病流行因素、防治效果等。

患病率受两种因素影响,一是发病率,二是病程。如果是慢性疾病,由于病程长,人群中病例数会年复一年地积累,而使患病率升高甚至超过发病率。若急性病在较短时间里迅速治愈或导致死亡,患病率将会相对降低。

患病率、发病率和病程三者的关系:

$$患病率(P) = 发病率(I) \times 病程(D) \qquad (公式 4-4)$$

此公式常用于计算某病的病程长短。

四、感染率

感染率(infection rate)指在调查时采用病原微生物、血清学方法或皮肤试验所检查的某病感染者的人数占受检人群的比例。

$$感染率 = \frac{受检者中阳性人数}{受检人数} \times 100\% \qquad (公式 4-5)$$

感染率指标的性质与患病率相似,其用途在调查传染病发病水平时较患病率更为广泛,特别是对隐性感染率高的疾病调查如乙型肝炎、脊髓灰质炎、流行性乙型脑炎等常用该指标。应用感染率指标可以推论疾病流行态势,为制订防制计划提供依据。

五、续发率

续发率(secondary attack rate,SAR)指在某些传染病最短和最长潜伏期之间,易感接触者中发病的人数占所有易感接触者总数的百分比,又称为二代发病率。

$$续发率 = \frac{首例发病者出现后发生易感者中的发病人数}{易感接触者总人数} \times 100\% \qquad (公式\ 4-6)$$

一个家庭、病房、集体宿舍或幼儿园内发生传染病时,首例病例发生后受其感染在最短潜伏期至最长潜伏期间发生的新病患者为续发病例。以续发病例为分子,以一个集体单位内易感接触者总数为分母,以百分数表示称为续发率。

六、死亡率

死亡率(mortality rate)指某人群在一定期间内的总死亡人数与该人群同期平均人口数之比。

$$死亡率(M) = \frac{某期间内死亡总人数}{同期平均人口数} \times K \qquad (公式\ 4-7)$$

在人口学研究中,死亡率常用千分率,便于与出生率相比较。在疾病研究中,死亡率多采用十万分率,便于地区与国家之间对比。

死亡率反映一个人群总死亡水平,是衡量人群因病伤死亡危险大小的指标。一般均以年为时间计算单位,是一个国家或地区文化、卫生水平的综合反映。其不仅在医学上受到重视,在政治、经济研究中也受到关注。不过,上述方法计算的仍使用普通死亡率或粗死亡率(crude death rate)指标,不同国家(或地区)、不同年代人口的年龄、性别等构成不同,粗死亡率不能直接比较,必须进行年龄或性别的调整,计算标准化死亡率(标化率的计算见统计学章节),以排除因年龄或性别构成不同所造成不同地区群发病水平不同的假象。

七、病死率

病死率(fatality rate)表示一定时期内(一般为一年),患某种疾病的人群中,因该病而死亡的频率。

$$某病病死率(F) = \frac{某时期内因某病死亡人数}{同期患某病的病人数} \times 100\% \qquad (公式\ 4-8)$$

病死率常用来说明疾病的严重程度或医院的医疗水平。分母可根据研究目的不同而具体确定,如计算医院中某种病住院患者的病死率,其分母为该病住院患者数。例如,计算某急性传染病某年流行的病死率,其分母就是该年该病的发患者数。

八、生存率

生存率(survival rate)又称存活率,指某个手术或实施某治疗方案后患者经若干随访后,尚存活的患者所占比例大小,一般用百分率表示。

$$生存率 = \frac{随访\ n\ 年尚存活的病例数}{随访满\ n\ 年病例数} \times 100\% \qquad (公式\ 4-9)$$

笔记栏

生存率常用于评价某些慢性疾病如肿瘤、心血管病治疗的远期疗效。注意计算生存率必须有随访制度作为前提来确定起始时间及计算时间，一般以确诊日期、手术日期、住院日期为起始时间。结算时间如果以 5 年计算即"5 年生存率"，也可以 10 年计算的指标为"10 年生存率"。

知识拓展

流行病学的发展经历了以下几个阶段。

1. 学科形成前期(18 世纪以前)　古希腊医师 Hippocrates 著有《空气、水与土壤》，阐述了气候、土壤、水、生活方式、营养与疾病的关系。

2. 学科形成期(18 世纪末至 20 世纪初)　1848~1854 年，英国内科医生 John Snow 对霍乱流行的现场调查开始了分析与干预流行病学研究的经典实例；1787~1872 年，法国医生 P. C. A. Louris 提出了对比观察、寿命表、人口和死亡的常规资料收集、标化死亡率、人年、剂量-反应关系等概念。

3. 学科发展期(20 世纪 50 年代)　Doll 和 Hill 对吸烟与肺癌的分析研究；Berhson 提出病例对照研究中的入院率偏倚；Ziel 提出观察研究中的检出证候偏倚；Neyman 提出现患-新病例偏倚并提出解决偏倚控制的方法。

21 世纪以来流行病学与其他学科交叉融合又派生了分子流行病学、生态流行病学、循证医学等新学科。

小　结

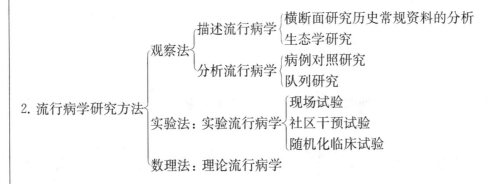

1. 流行病学研究原理
- 疾病的分布
- 病因论及病因推断
- 疾病防制

2. 流行病学研究方法
- 观察法
  - 描述流行病学
    - 横断面研究历史常规资料的分析
    - 生态学研究
  - 分析流行病学
    - 病例对照研究
    - 队列研究
- 实验法：实验流行病学
  - 现场试验
  - 社区干预试验
  - 随机化临床试验
- 数理法：理论流行病学

【思考题】

(1) 简述流行病学的概念和原理。

(2) 常用的流行病学方法有哪些？

(3) 描述疾病的三间分布是指什么？它在病因研究的逻辑推理中起什么作用？

(4) 疾病的人群分布有几个方面的特征？在疾病与因素分析的过程中如何处理这些特征给因果推断带来的影响？

(5) 发病率与患病率有什么不同？引起患病率的升高的因素有哪些？

笔记栏

（孙　蓉）

第五章

流行病学研究方法

学习要点

- **掌握**：① 流行病的基本内容及其分类；② 队列研究、病例对照研究、随机对照研究和临床试验的概念和特点；③ 抽样调查的概念、目的和优缺点，抽样调查的方法，抽样调查的样本大小的估计；④ 病例对照研究样本量的估计，成组资料和 1∶1 配比资料的统计分析方法；⑤ 队列研究数据资料的整理和分析，包括率的计算、相对危险度和归因危险度的计算及意义；⑥ 临床试验的设计的三大原则，即设置对照、随机化（randomization）分组和盲法。

- **熟悉**：① 现况调查资料的整理分析和结果解释；② 病例对照研究资料整理和分析的步骤和方法；③ 队列研究样本量的计算；④ 实验性流行病学的分类和优缺点。

- **了解**：① 病例和对照研究的设计和实施过程中对照形式和研究对象的选择；② 队列研究的实施；③ 临床试验结果评价的主要指标。

第一节 描述性研究

流行病学的研究方法是医学界唯一的一门研究群体的方法学。流行病学研究方法以医学为主的多学科知识为依据，利用观察和询问等手段来调查社会人群中的疾病和健康状况，描述频率和分布，通过归纳、综合和分析提出假说，进而采用分析性研究对假说进行检验，最终通过实验研究来证实。按照研究的性质来分，流行病学研究方法大致可以分为观察性研究（包括描述流行病学和分析流行病学）、实验流行病学和理论流行病学。

一、概述

描述性研究（descriptive study），是流行病学研究中最基本的类型，是指用专门调查或常规记录获得的资料来描述疾病和健康状况在不同时间、不同地点和不同人群方面的分布信息，是提供最基本的流行病学资料的一种观察性研究。通过对描述性研究资料进行比较分析，获得疾病三间分布的特征，进而获得病因线索，提出病因假设和线索。生态学研究、现况研究、病例报告、暴发调查及各种常规记录资料（如死亡报告、出生登记、药物不良反应监测等）等均可提供描述性资料。由于篇幅限制，本节仅介绍流行病学描述性研究的基本方法——现况研究。

二、现况研究

（一）现况研究的概述

现况研究，又称现患调查（prevalence survey）或横断面调查（cross-sectional survey），是指在一

笔记栏

个确定的人群中,某一时点或短时期内应用普查或抽样调查等方法收集有关变量,疾病或健康状况的资料。

现况研究可以理解为是在特定时间对该人群健康经历的一个"快照",其可以提供某疾病的频率和特征信息。现况研究的主要用途如下:① 为病因研究提供线索;② 查明当前某地区某种疾病的流行强度和该病在该地区的分布特点;③ 利用普查、筛检等手段,可以早期发现患者,利于早期治疗;④ 评价疾病的防治效果,促进健康的策略和措施的效果。现况研究的结果与同一地区几年以前或几年以后的同类调查结果进行比较,则可评价某些疾病的防治效果。

(二)现况研究的种类

1. **普查和筛检**　在特定时间内对特定人群范围内的每一成员均进行调查称为普查。普查的目的除了早期发现和治疗患者之外(如各地开展宫颈癌的普查),有时还是了解疾病(如血吸虫病、高血压、冠心病等)和健康者(如儿童发育、营养的调查状况)的分布特点。以早期发现疾病为目的的普查即为筛检,主要目的是早期发现可疑患者,以便能进一步确诊,从而达到早期治疗的目的。

2. **抽样调查**　从全体研究对象中,按照一定的方法抽取有代表性的一部分研究对象进行调查,通过样本统计量估计总体参数的方法,称为抽样调查(sampling survey)。

抽样调查比普查工作量小、费用少、速度快、正确性高,是现况调查最常用的方法。但是,抽样调查仅适用于患病率较高、变异程度不太大的疾病,且设计、实施和资料的分析均较复杂。样本代表性是抽样调查能否成功的关键,其中随机抽样和样本含量适当是保证样本代表性的两个基本原则。常用的抽样方法包括单纯随机抽样、系统抽样、分层抽样、整群抽样和两级或多级抽样几种方法。

(1) 单纯随机抽样(simple random sampling):是最基本的抽样方法。该方法的原则是从总体 N 个对象中,利用抽签、随机数字表等方法抽取 n 个对象组成一个样本进行调查。单纯随机抽样的优点是简便易行,缺点是在抽样范围较大时工作量太大而难以采用,当抽样比例较小而样本含量较小时所得的样本代表性又差。

(2) 系统抽样(systematic sampling):是按照一定顺序,机械地每隔一定数量的单位抽取一个单位进入样本。注意每次抽样的起点必须是随机的,这样才能保证系统抽样是一种随机抽样的方法。例如,拟选一个 5% 的样本(即抽样比为 1:20),可先从 1~20 随机选一个数设为16,这是选出的起点,再加上 20 得 36,36 加 20 得 56……。这样 16、36、56、76、96 就是第一个 100 号中入选的数字,以后依次类推。

系统抽样的优点是简单易行,代表性较好;缺点是如果总体内部单元的排列顺序有周期性时,则抽取的样本可能产生偏倚,因此必须事先了解总体的结构才能恰当地应用。

(3) 分层抽样(stratified sampling):是先按照某些人口学特征或某些标志(如年龄、性别、职业、住址、民族、教育程度等)将研究人群分为若干组(统计学上称为层),然后从每层抽取一个随机样本。分层抽样又分为两类:一类称按比例分配分层随机抽样,即各层内抽样比例相同;另一类称最优分配分层随机抽样,即各层抽样比例不同,内部变异小的层抽样比例小,内部变异大的层抽样比例大,此时获得的样本均数或样本率的方差最小。

(4) 整群抽样(cluster sampling):抽样单位不是个体而是群体,如学校、班级、居民区、工厂、乡、村、生产队等。然后用上述方法从相同类型的群体中随机抽样。

该方法的优点是便于组织,节约人力、物力和时间,因而适用于大规模调查。但整群抽样要求群间的变异越小越好,否则抽样误差较大不能提供总体的可靠信息。

(5) 两级或多级抽样(two-stage or multi-stage sampling):是大型调查时常用的一种抽样方法。从总体中先抽取范围较大的单元,称为一级抽样单元(如县、市),再从抽中的一级单元中抽取范围较小的二级单元(如区、街道)称为两级抽样。还可依次再抽取范围更小的单元称为多级抽样。多级抽样常与上述各种基本抽样方法结合使用。

（三）现况调查样本含量的估计

确定抽样调查样本量大小时应考虑以下几个因素：① 标准差或患病率，标准差越大所需样本含量越多；② 容许误差越大，所需样本含量越小；③ 第一类错误概率 α（假阳性错误），α 越小所需样本含量越多；④ 第二类错误概率 β（假阴性错误），β 越小，所需样本含量越多。

（四）现况研究资料的收集

在进行现况调查资料收集之前，应制作好收集资料的调查表格，包括各调查项目的书面材料或电子文件材料，可以是简单的调查提纲或包括很多问题的调查表格，也可以是标准的测定量表（统称为问卷）。

调查表格形式，可分为开放式与封闭式两大类。所谓开放式问题，就是不为回答者提供具体的答案，而是由回答者自由回答的问题。例如，"你喜欢哪一类的书籍？""你对学校实行学分制是如何认识的？"等。开放式问题的优点是它能使回答者充分按照自己的方式和自己的想法回答问题，而不受什么限制，所得到的资料往往比封闭式问题所得的资料要丰富和生动。所谓封闭式问题，就是在提出问题的同时还给出若干个可能的答案，供回答者根据自己的实际情况从中选择一个作为回答。封闭式调查的优点：① 回答者填写问卷十分方便，对文字表达能力也无特殊的要求，因此回答者完成问卷十分容易，所需的时间和精力也较少；② 封闭式问题所得的资料十分集中，而且特别便于进行统计处理和定量分析。

调查员在研究资料的收集中也起到关键作用，关系到调查研究的资料质量。因此，调查员必须经过培训，要求要有实事求是的科学态度，不带任何偏见，不造假且能对调查材料保密。更重要的是要坚守中立的态度，不可有任何形式的暗示或导向性语句或示意，要熟练掌握流行病学访问调查的技巧。

（五）现况研究的资料分析及结果解释

现况调查结束后，在进行资料分析前，首先应对原始资料进行检查和核对，以提高原始资料的准确性、完整性，应填补缺漏、删去重复、纠正错误等，以免影响调查质量。在查漏补缺后，应进行资料分析。现况调查结果最基本的分析指标是患病率，需要注意的是，现况调查中为了便于不同地区的比较，常采用率的标化方法。除此之外，现况调查还常用到感染率、抗体阳性率、病原携带率等指标。对于调查中获得的定量数据还可计算出平均数、标准差等指标。常用的分析方法包括描述三间分布和分析并形成病因假设。

1. 查明疾病分布　　通过描述资料的人口学特征（如年龄、性别、职业和民族等），介绍该资料代表的总体。然后描述不同空间、不同人群中某事件或多个事件的分布特征，从而为进一步的分析提供线索。

2. 病因的初步检验　　在了解事件分布特征的基础上，可以把研究对象分为病例组和非病例组，从而比较两组的某些特征和某些因素在两组之间的差异，以提供病因线索。但是，需要注意的是，现况调查只能提供病因线索，不能做因果联系分析。

例如，为了解当地特定人群高血压、冠心病及糖尿病的患病率与体重的关系，某市 50 岁及以上男性白领进行了不同身体质量指数（body mass index，BMI）的测量，同时调查这部分人群的高血压、冠心病及糖尿病的患病率（表 5-1）。结果表明，高血压、冠心病和糖尿病的患病率和 BMI 之间存在着某种关系。但是，要注意现况研究收集的是同一时间断面上疾病状态和研究因素的资料，故不易确定因素和疾病的时间顺序关系，也就是说不能确定疾病和研究因素之间的因果关系。

表 5-1　某市 50 岁以上男性白领 BMI 与高血压、冠心病及糖尿病的患病率

BMI	调查人数	高血压		冠心病		糖尿病	
		患病数	患病率（%）	患病数	患病率（%）	患病数	患病率（%）
<20	106	8	7.55	5	4.27	2	1.89
20~	371	55	14.82	3	8.09	19	5.12

笔记栏

（续表）

BMI	调查人数	高 血 压		冠 心 病		糖 尿 病	
		患病数	患病率(%)	患病数	患病率(%)	患病数	患病率(%)
24～	232	47	20.26	23	9.91	14	6.03
26～	159	39	24.53	19	11.95	22	13.84
28～	103	38	36.89	17	16.50	7	6.80
合计	971	187	19.26	94	9.68	64	6.59

（六）现况调查的质量控制

有效质量控制的前提是研究设计时要反复论证,尽量严密,并应考虑到调查中或调查结束时对资料进行质量评价的方法和指标。例如,在调查过程中,对调查表中若干问题进行电话回访复查,或在调查结束时,随机抽取一定数量的调查表进行重复调查,比较两次调查资料的一致性。具体而言,现况研究中应着重强调以下几个方面：① 正确选择测量工具和检测方法,包括调查表的编制等；② 严格遵照抽样方法的要求,确保抽样过程随机化原则的完全实施；③ 提高研究对象的依从性和受检率；④ 组织好研究工作,调查员一定要经过培训,统一标准和认识；⑤ 做好资料的复查、复核等工作；⑥ 选择正确的统计分析方法,注意辨析混杂因素及其影响。

第二节　分析性研究

分析性研究是进一步在有选择的人群中观察可疑病因与疾病和健康状况之间有无关联的一种研究方法。分析性流行病学主要包括病例对照研究(case control study)和队列研究(cohort study)两种,后者又可分为前瞻性与回顾性两种。两种研究方法的目的都是检验病因假设,估计病因与疾病的关联程度。

一、病例对照研究

（一）病例对照研究的概念

病例对照研究又称回顾性调查,是主要用于探索病因的流行病学方法。选择一组患有某种病的人(称为病例)和同一人群内未患这种病的对照作为研究对象;调查他们过去对某个或某些可疑危险因素和水平的暴露状况。通过对两组暴露史的比较,对研究因子作为病因的可能性进行推断,如果病例组有暴露史者或暴露程度显著

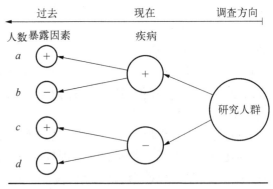

图5-1　病例对照研究实施图

高于对照组,且差异有统计学意义,则可认为这个暴露与疾病存在关联(图5-1)。这种关联可以是因果关系,也可能只是伴随关系,而究竟是否是因果联系,还要根据一些标准再加以衡量判断。

（二）病例对照研究的用途

1. 初步检验病因假设　在有病因假设的前提下,病例对照研究将可疑病因作为研究因素,其研究结果可以初步检验病因是否成立。

2. 提出病因线索　病例对照研究可以广泛筛选有关因素,经过分析提出病因线索。一般在没有任何病因线索的情况下,应先开展描述性研究,当确定的寻找范围局限时可以直接采用病例对照研究。例如,寻找食物中毒的致病因素,可直接采用病例对照研究,通过比较病例与非病例某段时间内食谱的差别,从食谱中逐一排查致病食物。

3. 评价策略和措施的效果　　通过比较在病例组和对照组之间接受某措施者所占的比例,若病例组没有接受过或接受的该项预防措施明显少于对照组,则可提示措施的效果是明显的。

(三)病例对照研究的类型

1. 成组资料　　在设计所规定的病例和对照人群中,分别抽取一定量的研究对象,仅要求对照组样本量等于或多于病例组即可。此外,没有其他任何限制与规定。

2. 匹配(matching)资料　　匹配也称配比,是以对研究结果有干扰作用的某些变量为匹配变量,要求对照组和病例组在这些匹配的因素上保持一致,目的是对两组进行比较时排除匹配因素的干扰。例如,以年龄做匹配因素,在分析比较两组资料时可免除由于两组年龄构成的差别对疾病和因素的影响,从而更正确地说明所研究因素与疾病的关系。匹配又有频数匹配和个体匹配两种形式。

(1)成组匹配或频数匹配:在选择好一组病例之后,在选择对照组时要求其某些特征或变量的构成比例与病例组的一致(即在两组的总体分布一致)。例如,性别、年龄在病例组合对照组中的构成一致。

(2)个体匹配:就是以每一病例为单位,选择少数几个特征或变量方面与病例一致的一个或几个对照者组成一个分析单位。由一个病例和一个对照组成一个对子(pair)作为计数单位的配对为1∶1匹配。

(四)病例对照研究的设计与实施

1. 提出假设　　病例对照研究常常可以通过以往疾病的分布记录或现况调查的结果,结合文献调查,提出研究假设。

2. 病例的来源与选择

(1)病例选择时应考虑的原则

1)疾病的可靠诊断:病例的诊断应尽量使用金标准(gold standard),如对癌症病例,尽可能使用病理诊断。有些病则需制定具体而明确的诊断标准,制定诊断标准时应注意尽量采用国际通用或国内统一的诊断标准,以便研究结果与他人的工作可比。

2)病例的确诊时间:在收集病例时,可能遇到所研究疾病的新发病例、现患病例与死亡病例。新发病例是刚刚发病,对疾病危险因素的回忆相对比较认真,提供的信息也较为准确可靠,应作为研究对象的首选。现患病例易于掺入疾病迁延及存活的因素,而死亡病例则主要由家属提供信息,误差更大,尽量不用。

3)病例的代表性:抽样调查的目的是以样本来反映总体。因此,病例应在病情、疾病分型、人口学特征、所处的生活、社会环境等方面代表总体。

4)病例的特征限制:为更好地控制干扰因素,选择研究对象时允许对某些特征加以限制。例如,为避免性别的干扰,可以病例和对照限定为同性别。

(2)病例的主要来源:主要为医院和社区,以社区来源为优,代表性较强,但是,实际工作中不易得到。以医院为来源的病例,可节省费用,容易获得,合作好,信息较完整、准确,但容易发生选择偏倚。

3. 对照的来源和选择　　对照病例来源的人群为未患所研究疾病的人。对照要有代表性,即首先确定病例来源的总体,对照是产生病例的人群中全体为患该病者的一个随机样本。同时,对照要有可比性,即对照与病例在一些非研究因素方面的特征上必须具一致性,如性别、年龄、居住地等。并且,对照不应患有与研究因素有关的其他疾病。例如,研究吸烟与肺癌的关系时,不能以慢性支气管炎为对照。对照的来源一般为以下几类。

(1)社区中未患该病的人。

(2)同一或多个医疗机构中患其他疾病的人虽然代表性较差,但是较容易选择且一般有记录较完整的资料可供查阅,实际工作中经常采用这类对照。

(3)病例的亲属、邻居、同事、配偶等,优点是对照者一般都比较合作,应注意此类对照者在某些环境和遗传因素方面可能与病例相似。

笔记栏

4. 样本含量的估计　　样本含量大小一般取决于四个因素：① 人群中暴露者的比例 P_0；② 病例对照研究计算比值比（odds ratio, OR），又称比数比或优势比；③ 显著性水平 α，即检验假设时允许的第一类错误，统计学上有 $u_{0.05}=1.96$；④ 检验效能 $1-\beta$，β 为检验假设允许出现的第二类错误的概率，而 $1-\beta$ 为能够避免假阴性的能力，统计学上有 $u_{0.1}=1.28$。病例对照研究所需样本含量计算公式：

$$N=\frac{[1.96\times\sqrt{2\bar{P}(1-\bar{P})}+1.28\sqrt{P_1(1-P_1)+P_0(1-P_0)}\,]^2}{(P_1-P_0)^2} \qquad (公式5-1)$$

近似计算公式：

$$N=\frac{(1.96+1.28)^2\times\bar{P}(1-\bar{P})}{(P_1-P_0)^2} \qquad (公式5-2)$$

式中，P_0 为研究因素在对照组中的暴露率；P_1 为研究因素在病例组中的暴露率；$\bar{P}$ 为研究因素在病例组和对照组的平均暴露率。

5. 资料的收集　　问卷调查、采样化验、实地查看、查阅档案等是调查研究资料获取的重要来源。通过设计调查表获取被调查人群的暴露与疾病的资料。病例组和对照组调查时的调查态度、方式、环境等应保持一致，避免出现信息偏倚。

6. 数据资料的整理与分析　　流行病学统计学是分析比较病例与对照中暴露的比例并由此估计暴露与疾病的联系程度的，其资料整理基本模式见表5-2。

表5-2　病例对照研究资料归纳整理表

暴露或特征	病　例　组	对　照　组	合　　计
有	a	b	$a+b=n_1$
无	c	d	$c+d=n_0$
合　计	$a+c=m_1$	$b+d=m_0$	$a+b+c+d=N$

（1）描述性统计：要研究吸烟是否是肺癌的病因，Doll 和 Hill 于 1948 年 4 月～1952 年 2 月，以伦敦及附近 20 所医院（后来又增加了一些医院）诊断为肺癌的住院患者为调查对象，同时选择了胃癌、肠癌等患者作为对照组，对照组的年龄、性别、民族、职业、经济生活条件、社会阶层等都与患者一致或相似。他们针对研究的病因拟定了简明的调查用表，包括询问调查对象一生中是否吸过烟、开始吸烟的年龄、每日平均吸烟量、最大吸烟量、吸纸烟还是吸烟斗或吸雪茄或两者均吸、是否戒烟、戒烟的年龄等。通过对这一经典的病例对照研究的数据资料进行整理和分析，对吸烟组和对照组的年龄、经济状况、吸烟状况、肺癌病死率等进行描述性统计分析。

（2）统计性推断：先根据每个暴露因素的发病与否整理数据成四格表形式，即肺癌组病例与对照组非肺癌者人群的资料见表5-3，并据此进行相应的假设检验。

表5-3　吸烟与肺癌关系的病例对照研究

吸烟史	肺　癌	对　照	合　　计
有	688	650	1 338
无	21	59	80
合　计	709	709	1 418

笔记栏

1）进行 χ^2（卡方）检验分析病例组与对照组两组的暴露率的差异有无统计学意义：计算某个因素与患病或死亡之间的联系是否有统计学显著性，常用 χ^2 检验。χ^2 检验可用四格表专用公式进行计算，当 $\chi^2\geqslant3.84$ 时，表示病例组与对照组两组的暴露率的差异有统计学意义，结论是拒绝暴露与疾病之间无联系的假设 H_0（无效假设），接受两者之间存在联系的假设 H_A（备择假设），但是 χ^2 值的大小并不表示联系的强度。上述吸烟与肺癌关系可以用 χ^2 检验，检验肺癌组与对照组两组的吸烟率暴露率的差异有无计学意义。

$$\chi^2 = \frac{(ad-bc)^2 n}{(a+b)(c+d)(a+c)(b+d)}$$
$$= \frac{(688 \times 59 - 650 \times 21)^2 \times 1\,418}{1\,338 \times 80 \times 709 \times 709} \approx 19.13 \qquad \text{（公式 5-3）}$$

本例结果 χ^2 值为 19.13＞3.84，所以 $P < 0.05$，因此可以认为吸烟与肺癌之间有关联。

2）计算暴露与疾病的联系强度：计算病例对照研究中暴露与疾病的联系强度的指标是 OR。OR 是两个比值（odds）之比，比值是表示一个事件发生机会大小的一种指标。病例对照研究中可以计算暴露比数，在病例组是 a/b，在对照组是 c/d。两组比数之比称为 OR，这个比正好是四格表中两条对角线上四个数字的交叉乘积 ad 与 bc 之比，所以四格表数据的 OR 又称交叉乘积比。

$$OR = \frac{a/c}{b/d} = \frac{ad}{bc} = \frac{688 \times 59}{650 \times 21} \approx 2.97 \qquad \text{（公式 5-4）}$$

OR 值的解释如下：

OR＞1 说明疾病的危险度因暴露而增加，暴露与疾病之间为"正"关联。

OR＜1 说明疾病的危险度因暴露而减少，暴露与疾病之间为"负"关联。

OR＝1 说明疾病与所研究的暴露因素无关，暴露与疾病之间为"无"关联。

3）计算 OR 的可信区间：OR 是用来评估暴露与疾病的联系程度或即暴露作用强度的一个点估计值（0～∞），但因为估计这个值受抽样误差的影响，最好同时算出可能包括真值（参数）的一个取值范围，表示以一定程度的正确性估计参数值所在的范围称为可信限或可信区间（confidence interval，CI）。如果可信限包括了无效值（OR＝1.0），说明该联系无统计学意义，例 5.2 资料计算结果如下：

$$OR_L = 2.97^{(1-1.96/\sqrt{19.13})} = 1.83 \qquad \text{（公式 5-5）}$$
$$OR_U = 2.97^{(1+1.96/\sqrt{19.13})} = 4.90 \qquad \text{（公式 5-6）}$$

因此，吸烟与肺癌关系的 OR 值的 95% 可信区间为 1.83～4.90，可见可信区间的上下限均大于 1，说明吸烟对肺癌确实具有危险性。

（五）病例对照研究方法的优点与缺点

1. 优点

（1）特别适用于罕见病的研究，有时往往是罕见病病因研究的唯一选择。

（2）所需样本量小，因此工作量相对小，更省力、省钱、省时间，并且较易于组织实施。

（3）该方法不仅应用于病因的探讨，而且广泛应用于许多方面，如对于治疗措施的疗效和副作用进行初步评价等。

2. 缺点

（1）不适于研究人群中暴露比例很低的因素，因为需要样本量较大。

（2）选择研究对象时，难以避免选择偏倚。

（3）暴露与疾病的时间先后常难以判断。

（4）获取既往信息时，回忆偏倚难以避免。

二、队列研究

（一）队列研究的概念

队列研究又称随访研究（follow-up study）或前瞻性研究（prospective study），是研究病因的一

笔记栏

种流行病学方法。队列研究是从一群人在疾病尚未明显发生前开始对可能的病因或保护因子的效果进行随访监测，这是一种从"因"观"果"的研究方法。研究对象是加入研究时未患所研究疾病的一群人，研究根据是否暴露于所研究的危险因素（或保护因素）或暴露程度而划分为不同组别，然后在一定期间内随访观察不同组别的该病（或多种疾病）的发病率或病死率(图 5-2)。暴露是指研究对象接触过某种待研究的物质（如铅、苯、汞），具备某种待研究的特征（如年龄、性别及遗传等）或行为（如吸烟）。

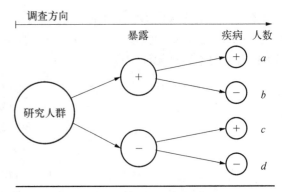

图 5-2　队列研究原理示意图

（二）队列研究的用途

1. 检验病因假设　　队列研究可以只检验一种暴露与一种疾病之间的因果关联，也可同时检验一种暴露与多种结果之间的关联。

2. 研究疾病自然史　　队列研究可以观察人群从暴露于某因素后，疾病逐渐发生、发展，直至结局的全过程，不但可了解个体疾病的全部自然史，而且可了解全部人群疾病的发展过程。

3. 评价预防效果　　有些暴露有预防某结局发生的效应，即出现预防效果，如戒烟可减少吸烟者肺癌发生的危险等，这里的预防措施不是设计者人为施加的实验因素，而是研究对象的自发行为。这种现象被称为"人群的自然实验"。

（三）队列研究的研究类型

队列研究依据研究对象进入队列时间及终止观察的时间不同可分为以下几种。

1. 前瞻性队列研究　　研究对象的分组是根据研究开始时（现时）研究对象的暴露状况而定的。此时，研究的结局还没有出现，还需要前瞻观察一段时间才能得到，称为现时段(concurrent)或前瞻性队列研究。优点是资料的偏倚较小，结果可信；缺点是观察的人群样本大，观察时间长、花费大。

2. 历史性队列研究　　研究对象的分组是根据研究开始时研究者已掌握的有关研究对象在过去某个时点的暴露状况的历史材料做出的；研究开始时研究的结局已经出现，其资料可从历史资料中获得，不需要前瞻性观察，称为非即时性(non-concurrent)或历史性队列研究。优点是省时、省力、出结果快；缺点是内容上未必符合要求。

3. 双向性(bi-directionality)队列研究　　亦称混合型队列研究，即在历史性队列研究之后继续前瞻性观察一段时间，它将前瞻性队列研究与历史性队列研究结合起来兼有两类的优点，一定程度上弥补了相互的不足。

（四）队列研究的设计与实施

1. 确定研究因素　　常称为暴露因素或暴露变量，通常是在描述性研究和病例对照研究的基础上确定的。在研究中要考虑如何选择、规定和测量暴露因素。暴露的测量应采用敏感、精确、简单和可靠的方法。

2. 确定研究结局　　结局变量(outcome variable)也称结果变量，简称为结局，指随访观察中将出现的预期结果事件，即研究者希望追踪观察的事件，是观察的自然终点，不是观察期的终止。其既可是终极的结果（如发病或死亡），也可是中间结局（如分子或血清的变化）。除研究结局，可同时收集多种可能与暴露有关的结局。

3. 确定研究对象

（1）暴露人群的选择：暴露人群即暴露于研究因素的人群，其选择有以下几种。

1）一般人群：即某行政区域或地理区域范围内的全体人群。一般人群代表性好，得到结果的外推性好，但这部分人群发病率低，实施较困难。

2) 有组织的人群：一般人群的特殊形式，如医学会会员、工会会员等。目的是利用组织联系，使这部分人群应答率高、代表性好。

3) 特殊暴露人群或职业人群：是研究某些罕见、特殊暴露因素的唯一选择，如选择原子弹爆炸的受害者，研究射线与白血病的关系。某些职业常存在特殊暴露因素，可能与疾病有关，所以可以选择职业人群为特殊暴露人群。

(2) 对照人群的选择：基本要求是要注意与暴露组的可比性，即对照人群除未暴露于所研究的因素外，其他各种影响因素（如年龄、性别、民族、职业、文化程度等）都应尽可能与暴露组相同。

1) 内对照：即先选择一组研究人群，将其中暴露于所研究因素的对象作为暴露组，其余即为非暴露组。

2) 特设对照：也称外对照，确定暴露组后，在该人群之外选择职业人群或特殊暴露人群作为对照组。

3) 总人口对照：利用整个地区的现成的发病或死亡资料与暴露组比较。但是，该方法很难实现组间的均衡比较。

4) 多重对照：或称多种对照，即用上述两种或两种以上的形式选择的人群同时作对照。

4. 确定样本大小 影响样本含量的因素有：观察结局在非暴露组中的发生率 P_0；暴露组与对照组人群发病率之差（$P_1 - P_0$）；要求的显著性水平 α 值；检验效能（power）又称把握度（$1 - \beta$）。

$$N = \frac{[1.96 \times \sqrt{2\bar{P}(1-\bar{P})} + 1.28\sqrt{P_1(1-P_1) + P_0(1-P_0)}]^2}{(P_1 - P_0)^2} \qquad (公式 5-7)$$

该公式可以简化为

$$N = \frac{2\bar{P}\bar{Q}(1.96 \times 1.28)^2}{(P_1 - P_0)^2} \qquad (公式 5-8)$$

式中，P_0 为观察结局在非暴露组中的发生率；P_1 为研究因素在暴露中的发生率；$Q = 1 - \bar{P}$；$\bar{P}$ 为平均发病率，即 $(P_0 + P_1)/2$。

因队列研究可以计算相对危险度（RR），因此，可用 RR 估计 P_1：

$$P_1 = \frac{RR \times P_0}{1 + P_0(RR - 1)} \qquad (公式 5-9)$$

上述公式计算的为暴露组样本量，而对照组的样本量应该大于或等于暴露组。此外，队列研究的随访时间比较长，失访在所难免，故在确定样本量时要考虑到失访率。一般按 10% 估计失访率，故在原估计样本量的基础上加 10% 作为实际样本量。

5. 基线资料的收集 在研究对象选定之后，需详细收集每个研究对象在研究开始时的基本情况，包括暴露的资料及个体的其他信息，这些资料一般称为基线资料或基线信息（baseline information）。这些信息可作为判定是暴露组还是非暴露组的依据，也为今后仔细分析影响研究结局的因素提供保证。基线资料一般包括对待研究的暴露因素的暴露状况，疾病与健康状况，年龄、性别、职业、文化、婚姻等个人状况，家庭环境、个人生活习惯及家族疾病史等。获取基线资料的方式可通过查阅医院、工厂、单位及个人健康保险的记录或档案，对研究对象进行体格检查、实验室检查和环境检测等。

6. 随访 是队列研究的关键，研究者应尽可能进行完全的随访，以确定各成员的结局。结局是预定的观察终点（end-point），通常是死亡或发病。随访的方法有直接的，如函调、面谈、定期体检，有间接的如医院病历、死亡登记、疾病报告卡、人事档案、劳保资料、保险档案等，需根据结局的性质选用。

随访的目的主要有：① 确定哪些人尚在观察之中，哪些已死亡，哪些已无法追踪，即弄清楚率

笔记栏

的分母的信息。② 确定终点事件的发生,即确定分子的信息。关于分子的信息,必须尽可能地正确;关于分母的信息,如果无法掌握每一成员的动态,则不得已时也可用抽样、用寿命表法计算预期数等方法估计。

观察终点是指研究对象出现了预期的结果,达到了这个观察终点,就不再对该研究对象继续随访。这里强调的是出现预期结果,如观察的预期结果是冠心病,但某对象患了高血压,不应视为该人已达观察终点,而应继续当作对象进行追踪。

7. 数据资料的整理与分析

(1) 资料整理:根据统计分析的要求,队列研究的资料一般整理模式见表5-4。

表5-4 队列研究资料归纳整理表

	发病病例	未发患者数	合　计	发病率
暴露组	a	b	$a+b=n_1$	$I_e=a/n_1$
非暴露组	c	d	$c+d=n_0$	$I_0=c/n_0$
合　计	$a+c=m_1$	$b+d=m_0$	$a+b+c+d=N$	

队列研究由于时间跨度较长,观察对象经常处于动态之中,队列内对象被观察的时间可能很不一致,因此以人为单位计算率就不合理。较合理的办法是加入时间因素,以人时来计算观察对象的暴露经历。在对队列研究资料进行分析之前,应计算不同组(暴露与非暴露组、不同年龄组、不同性别组等)的观察人时数,常用的人时单位是人年。

(2) 率的计算:根据资料的特点队列研究可以计算两种率。

1) 累积发病率(cumulative incidence rate,CI):某一固定人群在一定时期内某病新发生例数与时期开始总人数之比,也就是一般所说的发病率。随访期越长,则病例发生越多,所以CI表示发病率的累积影响。其计算公式为

$$累积发病率(CI) = \frac{观察期间发病例数(D)}{观察开始时的人数(N)} \times K \qquad (公式5-10)$$

2) 发病密度(incidence density,ID):当队列是一个动态人群时,观察人数变动较大(因失访、迁移、死于他病、中途加入等),应该用发病密度来测量发病情况。发病密度是一定时期内的平均发病率。其分子仍是一个人群在一定时期内新发生的例数(D),分母则是该人群的每一成员所提供的人时的总和。所谓人时数(person-time,PT)是观察人数乘以随访单位时间的积。发病密度即说明了该人群发生的新病例数,又说明该人群的大小和发生这些例数所经历的时间。

$$发病密度(ID) = \frac{观察期间发病例数(D)}{观察人时数(观察人数 \times 观察时间)PT} \qquad (公式5-11)$$

3) 标化比:当研究对象数目较少、疾病或死亡的发生率比较低时,无论观察的时间长或短,都不宜直接计算率,而是以全人口发病(死亡)率作为标准,算出该观察人群的理论发病(死亡)人数,即预期发病(死亡)人数,再求观察人群中实际发病(死亡)人数与此预期发患者数之比,即得标化发病(死亡)比。最常用的指标为标化死亡比(standardized mortality ratio,SMR),这一指标在职业病流行病学研究中常用。标化死亡比是相对比,表示实际死亡数是理论死亡数的多少倍。

$$标化死亡比(SMR) = \frac{实际死亡人数 O}{理论死亡人数 E} \qquad (公式5-12)$$

(3) 估计暴露与发病的关联强度:研究某种暴露与疾病或死亡的联系的基本方法是比较暴露组与未暴露组的发病率或死亡率,也就是计算出这些率的差或比。

1) RR:又称危险比(risk ratio)或率比(rate ratio),是反映暴露与发病(死亡)关联强度的最有用的指标。

$$RR = \frac{I_e}{I_0} = \frac{a/n_1}{c/n_0}$$

（公式 5 - 13）

式中，I_e ＝暴露组的发病率，I_0 ＝非暴露组的发病率。

2）归因危险度（AR）：又称特异危险度、率差（rate difference，RD）和超额危险度（excess risk），是暴露组发病率与对照组发病率相差的绝对值，它表示危险特异地归因于暴露因素的程度。

$$AR = I_e - I_0 = a/n_1 - c/n_0$$

（公式 5 - 14）

3）人群归因危险度（population attributable risk，PAR）：相对危险度与归因危险度都说明暴露的生物学效应，但不能说明其对一个人群的危险程度或消除这种因素后可能使发病率或死亡率降低的程度，或即暴露的社会效应。说明这种效应的一个指标是人群归因危险度，它说明某一人群（包括暴露者与非暴露者）的某病发病（或死亡）率中可归因于该暴露的部分，用所占比例或分数表示：

$$PAR = \frac{I_t - I_0}{I_t} \times 100\%$$

（公式 5 - 15）

式中，I_t ＝全人群的发病率，I_0 ＝非暴露组的发病率。

（五）队列研究方法的优点与缺点

1. 优点

（1）研究对象暴露资料的收集在结局发生之前，且由研究者亲自观察获得，所以资料一般较为可靠。

（2）可计算暴露组和对照组的发病或死亡率，能直接估计暴露因素与发病的关联强度。

（3）病因发生在前，疾病发生在后，因果现象发生的时间顺序上合理，加之偏倚较少，又可直接计算各项测量疾病危险关联的指标，故其检验病因假说的能力较强。

（4）有助于了解人群疾病的自然史。

（5）样本量大，结果比较稳定。

2. 缺点

（1）不适于发病率很低的疾病的病因研究，否则需要的研究对象数量太大，费用过高。

（2）由于随访时间较长，对象不易保持依从性，容易产生各种各样的失访偏倚。

（3）研究耗费的人力、物力、财力和时间较多，其组织与后勤工作亦相当艰巨。

（4）设计要求高，实施复杂。

（5）在随访过程中，将未知变量引入人群，或人群中已知变量的变化等，都可使结局受到影响，从而使分析复杂化。

第三节　实验性研究

一、概述

前面我们讨论的观察性研究是指对自然现象或过程的"袖手旁观"，而实验性研究又称干预研究（intervention study），是指对研究对象有所"安排"，也就是在一定的条件下，研究者有意改变一个或多个因素，并前瞻性地观察其效应的研究。实验性研究是指将来自同一总体的研究人群随机分为实验组和对照组，研究者对实验组人群施加某种干预措施后，随访并比较两组人群的发病（死亡）情况或健康状况有无差别及差别大小，从而判断干预措施效果的一种前瞻性、实验性研究方法。其实验研究设计的原理见图 5 - 3。

笔记栏

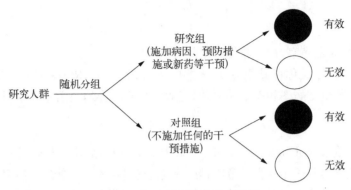

图 5-3   实验研究设计实施图

（一）实验性研究的基本特征

一个完全的实验性研究必须具备下列四个基本特征。

1. 前瞻性研究性质   给予干预措施后必须随访追踪研究对象一段时间后，才能得到结局资料。这些研究对象虽然不一定从同一天开始，但必须从一个确定的起点开始随访追踪。

2. 干预措施   必须施加一种或多种干预措施，没有干预措施则不能称为试验。

3. 随机分组   实验性研究的对象必须是来自一个总体的随机抽样人群并在分组时采取严格的随机分配原则。

4. 平行对照   实验性研究要求在开始试验时两组在有关各方面必须相当近似或可比，这样，试验结果的组间差别才能总结为干预措施的效应。

（二）实验性研究的分类

实验性研究按其设计和试验地域不同可以划分为以下几大类。

1. 现场试验（field trial）   亦称社区随机对照试验，是在社区（一定区域内的人群）或现场环境下进行的试验。以尚未患所研究疾病的人群作为研究对象。根据接受干预的基本单位不同，可分为以下两种。

（1）个体试验（individual trial）：接受处理或某种预防措施的基本单位是未患所研究疾病的个人，常用于在健康人群中推行预防接种、药物预防等措施的效果评价。

（2）社区试验（community trial）：又称为社区干预项目（community intervention program，CIP），是以尚未患所研究疾病的人群作为整体进行试验观察，常用于对某种预防措施或方法进行考核或评价。

2. 临床试验（clinical trial）   是在医疗照顾环境下进行的试验，临床试验的研究对象是患者，包括住院和未住院的患者，常用于对某种药物或治疗方法的效果进行检验和评价。

二、实验性研究设计基本内容

（一）明确研究目的

在进行实验性研究前应充分了解本课题的历史和进展，先制订一个可行的设计方案，在设计中应明确研究的目的是验证病因还是考核某项防治措施的效果，是控制个体的发病还是控制疾病流行。社区试验一般是为了评价药物或疫苗的预防效果，如注射婴儿接种乙肝疫苗预防乙型肝炎的研究；评估健康教育和行为改变对健康或疾病的影响，如对人群进行健康宣传，使其戒烟或减少吸烟，使肺癌发病率降低的研究；探索生物、社会环境改变对人群健康或疾病的影响。

（二）选择研究对象

根据试验目的的不同，选择试验对象时应考虑以下几方面。

1. 选择对干预措施有效的人群   在社区试验中，对某疫苗的预防效果进行评价，应选择某病的易感人群为研究对象。在临床试验中，要保证入选的研究对象能从科研中受益，如评价药物的疗效,研究人员应清楚地掌握该药的作用机制、适应证、禁忌证或敏感菌株等资料。这样就可选用敏感菌株感染的患者,从而使研究对象在实验中受益,设计者也容易获得阳性结果。

2. 注意研究对象的代表性　　从临床试验出发,要求入选的研究对象在病型、病情及年龄、性别等方面具备某病的特征,即代表性要强,这样试验获得的结论将具有明显的实用价值。如果是评价疫苗的预防效果时,应选择在疾病高发区人群中进行,药物预防试验亦多选择高危人群。

3. 重视受试对象的安全性　　若干预措施对受试对象有害时则不应选作研究对象。因此,在新药预防试验时,往往将老年人、儿童、孕妇剔除在外,因为这些人对药物易产生不良反应。

4. 选择能将试验坚持到底的人群　　预计在试验过程中就有可能被剔除者不应作为研究对象。例如,用阿司匹林预防老年缺血性脑血管疾病的研究,常将伴有癌症、严重肾病和肝病者除外,因为这些人可能在研究尚未结束前即死亡或因病情严重而被迫停止试验。

5. 人群依从性　　在试验中选择的研究对象能服从试验设计安排并能密切配合到底。

（三）样本含量大小的估计

为保证试验质量,在设计时就应对研究所需的样本量加以估计,因为样本量过小会降低试验研究的把握度,影响到对总体推断的精度;样本量过大,不仅导致人力、物力、财力和时间的浪费,而且给试验的质量控制带来更多的困难。

1. 影响样本量大小的主要因素

（1）研究人群中研究事件（疾病或死亡）的发生率:干预前人群发生率越高,所需样本量越小;干预后效果越好,即事件发生率（发病率、死亡率等）越低,所需样本量越小。反之,就要大些。这些数据可以根据以往的研究结果或预试验的结果来估计。

（2）实验性研究设计要求的精确度:试验要求精确度越高,样本量就要多;反之就可少些。

（3）第一类错误出现的概率（α）:通常将 α 定为 0.05,有时也可定为 0.01。但要求的显著性水平越高,所需样本量就越大。

（4）第二类错误出现的概率（β）:一般常将 β 定为 0.20、0.10 或 0.05。$1-\beta$ 称把握度,把握度要求越高,则所需样本量就越大。

2. 试验样本大小的计算

（1）计数资料:如发病率、感染率、死亡率、病死率、治愈率等,试验组和对照组的样本量可按下列公式计算样本大小:

$$N_1 = N_2 = \frac{[1.96 \times \sqrt{2\bar{P}(1-\bar{P})} + 1.28\sqrt{P_1(1-P_1)+P_0(1-P_0)}]^2}{(P_1-P_0)^2}$$

（公式 5-16）

式中,P_0 为对照组发生率;P_1 为试验组发生率;$\bar{P} = \dfrac{P_0+P_1}{2}$。

（2）计量资料:临床试验中理化、生物检测或其他调查方法测量的一系列生理生化值等,样本含量按下列公式计算:

$$N = \left[\frac{(1.96+1.28)\sigma}{\delta}\right]^2$$

（公式 5-17）

式中,σ 为总体标准差,可用样本标准差作为估计值;δ 为研究者预期达到试验前后某指标的变化差值。

当 $\alpha=0.05$ 时,$u_{0.05(双侧)}=1.96$,$u_{0.05(单侧)}=1.645$;$\beta=0.1$ 时,一般都作单侧取值,$u_{0.1(单侧)}=1.282$。

三、实验性研究的基本原则

实验性研究是以人和动物为研究对象,但临床试验一般是以人为研究对象的,因为在不同个体

笔记栏

之间的生物多样性和变异是客观存在的,因此其研究结果会受到已知和未知因素的干扰。为了尽可能减小这些因素带来的影响,增加研究结果的真实性(validity),临床试验中设置对照、研究对象随机分组和盲法是研究过程中必须遵循的三项原则。

(一)设置对照原则

临床试验要解决的问题是有无疗效及新药和新的疗法是否安全,试验要想得到这样的结论是将某种治疗措施与其他治疗方法比较,才能了解其优劣。因此,设置对照是科学地评价一项治疗措施首要原则。

1. 设置对照的意义

(1)判断疾病的自愈、缓解等不可预知的结局(unpredictable outcome):由于不少疾病(尤其是慢性疾病)的自然史不能预测,而判断某一患者的预后尤为困难。临床试验正是运用疾病自然史和预后来评价疗效的。例如,某些急性自限性疾病,像上呼吸道感染或胃肠炎等,患者即使不治疗,症状也可因其自然转归而消失自愈。即使是某些慢性非自限性疾病,其自然史也会出现缓解、复发、缓解和活动的交替过程。例如,在用药物治疗系统性红斑狼疮时,若未设对照组,则极易将疾病的缓解误认为是药物的疗效。

(2)确定处理因素的毒副反应(side effect):在评价药物临床试验中,部分患者出现不同程度的异常反应是常见的。临床医师应能正确地判断上述的反应是疾病本身的表现还是药物的不良反应,这只有与对照组比较才能做到。国外学者曾开展的一项研究以观察氯贝丁酯、烟酰胺等降脂药对冠心病患者长期疗效中发现,服药过程中一部分患者出现心律失常,可是研究人员仅根据上述资料无法判断异常症状是疾病的自然现象,还是药物的不良反应,因未同时设置对照,设置对照后则发现服上述两种降脂药组与对照药组心律失常发生率分别为 33.3%、32.7%和 28.2%。经统计学处理显示,前两种服药组心律失常的发生率与对照组的差异无统计学意义。这样就可以排除氯贝丁酯、烟酰胺等降脂药有明显心律失常发生的不良反应。

(3)安慰剂效应(placebo effect):某些疾病的患者,过分依赖或迷信医药的作用,表现出一种正向心理生理作用的效应。在将主观症状的改善作为疗效指标评价时,安慰剂效应可能会影响试验效果的判断。例如,心绞痛是一种严重的器质性疾病,使用安慰剂也有 1/3 以上的患者获得症状的改善,许多镇痛剂都具有明显的安慰剂效应。

(4)霍桑效应(Hawthorne effect):原是管理学中的一个名词,是指由于受到额外的关注而引起努力或绩效上升的情况,在临床试验中某些疾病患者,因迷信名医或大医院,或厌恶某些医护人员,或不相信某医院,同样也可产生不同的心理生理效应。顺心的事对疗效可产生正向影响力,烦心的事对疗效可产生逆向影响力。

2. 对照的类型

(1)同期随机对照(randomized control):按随机化方法将研究对象分为研究组和对照组,同时分别给他们试验治疗措施和安慰剂(安慰剂对照)或不给予任何措施(空白对照)或者给予目前认为是已知的标准疗法(标准对照)。观察一定期限后,比较研究和对照两组的疗效以便得出正确的结论。

这种对照类型的优点:① 研究组和对照组除了接受的研究因素外,其他因素如临床特征、预后在两组间基本一致;② 能消除研究人员或患者在患者分组上的主观因素,即减小了选择偏倚,使研究结果具有说服力;③ 应用统计学方法来比较两组疗效时,这种类型更适宜做 χ^2 检验和 t 检验,而不需要用其他方法来校正。这种对照类型的缺点是试验研究需要较多的患者,因有一半患者在使用安慰剂或空白对照或标准对照,在药物的临床试验时,要制成大小、形状、颜色、气味和包装与试验药物相同的安慰剂。安慰剂本身无任何治疗作用,仅与试验药物作为对照使用。安慰剂的使用是控制"对照"作用的有效方法。对照组给予安慰剂,研究组给予试验药物,其他医疗措施和环境等条件两组都完全一致,保证组间的均衡性。应该注意的是,安慰剂和空白对照不能用于急重型或有较重器质性病变,可能会耽误治疗的患者。

（2）非随机同期对照（non-randomized concurrent control）：临床试验设计是由主管的医师实施分配，或在协作科研中按不同医院加以分组，即一所医院作为对照组，依然实施现行疗法，而另一所医院作为研究组推行新疗法，经过一段时间后比较两组的疗效。这种设置对照的方法简便易行，也易为患者和医师接受。主要缺点是不同医院收治的患者在基本临床特征与主要预后因素分布上不均衡，缺乏可比性，致使临床试验的结论会产生偏倚。

（3）历史性对照（historical control）：一组患者（研究组）接受新疗法，将其疗效与以前某个时间用某种方法治疗的同类型患者（对照组）的疗效加以比较，这是一种非随机、非同期的对照研究。如某病于一段时间内，自然病程、诊断方法、诊断标准和治疗水平比较稳定或变化不大，并注意两组患者在临床特征、主要预后因素等保持均衡，对照的资料来自文献和医院历年来的资料（不同个体间比较），也可以是试验对象本人以往治疗的效果（自身对照）。

（二）随机化原则

随机化是指通过不同的方法（简单、分层、区组随机等）使研究对象有均等的机会被分配到试验组或对照组，使除研究因素以外的非研究因素（包括已知和未知的），在两组间分布均衡，保证试验组和对照组的可比性，如果在研究结束时无其他方面的偏倚，则可以把两组间疗效差异归因于治疗方法的不同。临床试验中应用的随机化方法通常有以下几种。

1. 单纯随机化（simple randomization）　有抛硬币法、抽签、查随机数字表、应用计算机或计算器随机法。根据计算机所产生的随机数字或统计学教科书中的随机数字表更常用。

2. 区组随机化（block randomization）　适合临床科研中入选患者分散就诊的特点。根据研究对象进入试验时间顺序，将全部病例分为数目相同的若干区组，每一区组内病例随机分配到各研究组，以避免两组间人数差异过大。

（三）盲法原则

在临床试验中，如果试验的研究者或受试者都不知道试验对象分配所在组，接受的是试验措施还是对照措施，这种试验方法称为盲法试验。盲法试验是纠正偏倚的一个重要措施，患者对干预措施的反应不完全是某种研究措施的作用，还可能包含患者机体状态、生理和心理状态、环境条件及社会因素的影响。患者的心理影响不仅来源于患者本身，也来源于研究者和他周围的人员。这些因素可能会使患者的症状和病情得到改善或恶化、出现不良反应，一般表现为疼痛、紧张、失眠、食欲减退、血压升高等非特异性反应，其中患者的心理偏性的影响既严重并且非常复杂，有许多疾病与心理因素有密切关系，如癌症、精神病、原发性高血压、神经症、医源性疾病等。除了以上患者本身的心理因素外，研究者、医护人员、检验人员等凡参与研究的人员都希望自己的研究得出理想的阳性结果。此外，在执行研究程序时，研究者在询问患者时自觉或不自觉地暗示患者，而患者为迎合医师的意图也会"谎报军情"。以上这些效应指标多少掺入了医患双方或多方的可疑成分而变得不可信。因此，为了消除临床试验的各种偏倚，在试验设计时尽可能采用盲法，盲法又可分为单盲法、双盲法、三盲法。

1. 单盲法　指受试对象不知道干预措施的性质，也不知道自己被分配在试验组还是对照组，但医师和研究者是知道的。单盲法由于药物外观有区别，医护人员无法设盲，因而不能排除医护人员的主观偏倚。

2. 双盲法　受试对象与执行者均不知道受试对象的分组情况，只有研究者或者研究者指定的人知道分组情况。在药物测试中经常使用双盲测试。患者被随机编入对照组及试验组。对照组被给予安慰剂，而试验组给予真正药物。无论是患者或观察患者的执行者都不知道谁得到了真正的药物，直至研究结束为止。安慰剂与双盲法的配合使用是临床完全随机化试验过程的重要手段。

3. 三盲法　受试对象、执行者和资料分析评价人员都不知道受试对象的分组情况，这样使研究结果可获得客观的评价。

四、资料的收集与分析

试验资料的收集与分析和其他研究资料的处理一样，首先对研究资料进行核对、整理，然后对

笔记栏

资料的基本情况进行描述和分析。为了保证达到试验研究的预期目的,在资料的收集和分析过程中还要注意防止偏倚的产生。

(一) 试验偏倚的控制

1. 排除   在随机分配前对研究对象进行筛查,凡对干预措施有禁忌者、无法追踪者、可能失访者、拒绝参加试验者,以及不符合标准的研究对象,都应排除。

2. 退出(withdrawal)   指研究对象在随机分配后从试验组或对照组退出。这不仅会造成原定的样本量不足,使研究工作效率降低,且易产生偏倚。

(二) 试验效果的主要评价指标

1. 评价临床试验治疗措施效果的主要指标

(1) 有效率(effective rate)。

$$有效率 = \frac{治疗有效例数}{治疗的总例数} \times 100\% \qquad (公式 5-18)$$

注意:治疗有效例数应包括治愈人数和好转人数。

(2) 治愈率(cure rate)。

$$治愈率 = \frac{治愈人数}{治疗人数} \times 100\% \qquad (公式 5-19)$$

(3) 病死率(case fatality rate)。

$$病死率 = \frac{因某病死亡人数}{某病受治疗人数} \times 100\% \qquad (公式 5-20)$$

(4) 生存率(survival rate)。

$$N 年生存率 = \frac{N 年存活的例数}{随访满 N 年的病例数} \times 100\% \qquad (公式 5-21)$$

2. 评价社区试验预防措施效果的主要指标

(1) 保护率(protective rate,PR)。

$$保护率 = \frac{对照组发病(或死亡)率 - 试验组发病(或死亡)率}{对照组发病(或死亡)率} \times 100\% \qquad (公式 5-22)$$

(2) 效果指数(index of effectiveness,IE)。

$$效果指数 = \frac{对照组发病(或死亡)率}{试验组发病(或死亡)率} \qquad (公式 5-23)$$

五、实验性研究优缺点

与观察性研究相比较,实验性研究有如下优缺点。

(一) 优点

1. 试验结果准确   实验性研究为前瞻性研究,需追踪观察结局变量,因而不存在由回忆误差带来的信息偏倚。

2. 试验组与对照组效应具有可比性   研究对象是来自同一总体的随机抽样样本,且能够随机分为试验组和对照组,均衡性较好。因此,由于干预措施人为控制,试验组与对照组除干预措施外,其他基本特征相似,具有较高的可比性,减少了混杂偏倚。

3. 能得出病因或预防措施的因果结论   实验性研究为前瞻性研究,在整个试验过程中,通过随访将每个研究对象的反应和结局自始至终观察到底,试验组和对照组同步进行比较,最终做出肯

笔记栏

定性的结论,因而检验假设的能力比队列研究强。

4. 有助于了解疾病的自然史　　实验性研究可以获得一种干预与多种结局的关系。

（二）缺点

1. 试验工作实施难度大　　整个实验设计和实施条件要求高、控制严、难度较大,在实际工作中有时难以做到。

2. 试验研究　　费时间、费人力、花费高。

3. 难以保证研究对象的代表性　　受干预措施适用范围的约束,所选择的研究对象代表性不够,以致会不同程度地影响试验结果推论到总体。

4. 失访偏倚现象严重　　研究人群数量较大,试验计划实施要求严格,随访时间长,因此依从性不易做得很好,影响试验效应的评价。而且,长期的随访导致因为死亡、退出、搬迁等造成的失访难以避免。

5. 伦理道德问题　　由于试验组接受某种干预措施或对照组不接受某种干预措施,存在一定程度患病的风险,因而有时要涉及医德问题。

第四节　诊断试验与筛检试验

随着社会的进步和居民生活水平的提高,人们对医疗保健的要求已不仅仅局限于有病能治,而且希望不得病或有病能尽早发现、尽早治疗,因此筛检得到了广泛的应用。筛检、诊断和治疗可以组成一个完整的防治疾病过程。当然无论筛检还是诊断,都需要借助一定的手段或方法来完成。

一、概述

（一）诊断试验

1. 定义　　诊断试验是对疾病进行诊断的试验方法,它不仅包括实验室检查,还包括各种物理诊断如各种影像诊断(X线、CT、磁共振)、超声波诊断、放射性核素检查、纤维内镜、电镜,也包括对病史的积累方法。一个理想的诊断试验应该是准确可靠、简便迅速、安全无损和消耗成本低的。

2. 原则　　① 灵敏度、特异度要高;② 要快速、简单、价廉且容易进行;③ 要安全、可靠,尽量减少损伤和痛苦。

3. 目的　　① 对患者病情做出及时、正确的判断,以便采取相应有效的治疗措施;② 可应用诊断试验进行病例随访,确定疾病的转归、判断疗效和估计预后及监测治疗的副作用等。

（二）筛检

1. 定义　　筛检是指应用简便快速的试验或检查方法,从外表健康的人群中找出那些患有疾病或有某种缺陷的人,并进一步确诊和及时治疗,它属于二级预防策略。筛检不是诊断试验,它是把健康人和患者(疑似患者、有缺陷的人)区别开来的方法,它仅是初步检查,是早期发现患者的一种方法,对筛检试验阳性还应进一步确诊。某种疾病在一般人群中包括三种人,一种是无该病的健康人,一种是可疑患该病但实际无该病的人,一种是患该病的人。这三种人混杂存在。筛检的工作即是将健康人与其他两类人区别开来。然后用更完善的诊断方法,将可疑患该病但实际无该病的人与实际患该病的人区别开来(图5-4)。第三步为对有该病的人进行治疗,使之恢复。因此,筛检是第一步,诊断试验是第二步,治疗是第三步。

2. 筛检原则

(1) 筛检应针对危害严重的疾病或缺陷:例如,发病率或死亡率都相当高且易致伤残的疾病,

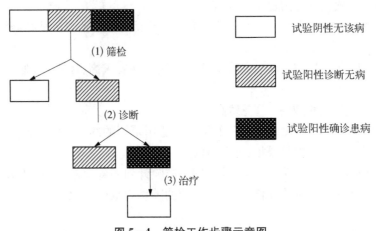

图 5-4 筛检工作步骤示意图

遗传性疾病,严重的生理缺陷,遗传性代谢缺陷的苯丙酮尿症(phenyl ketonuria)及某些癌症(如宫颈癌)或某些已成为重大的社会卫生问题的疾病或缺陷,高血压、糖尿病及乙型肝炎等疾病是目前现患率较高的疾病。

(2)对筛检疾病的进一步诊断应有确诊方法、有效的治疗措施和有足够的领先时间:如果某种疾病的筛检试验,没有足够的领先时间,则不可能达到早期发现疾病的目的,不可能取得更好的治疗效果和满意的预后,那么该项筛检试验是没有实际应用意义的。

(3)选择适宜的筛检试验方法:用于筛检试验的方法应该是操作简便而易标准化,所需费用经济,方法安全可靠,易为受试者接受,有较高的灵敏度(sensitivity,Se)和一定的特异度(specificity,Sp)。

(4)被筛检疾病的自然史要明确:因为只有对该病的自然史有明确的了解,才能准确预测筛检措施的效果。

3.筛检目的

(1)早期发现患者:可以达到二级预防的目的。例如,宫颈细胞学检查,可以早期发现宫颈癌;筛选高血压,然后加以控制,从而达到预防冠心病、脑卒中的发生,降低病死率和后遗症。

(2)发现有高危因素人群:可以对该人群进行一级预防。例如,筛检孕妇中的乙型肝炎携带者,以便及早对其新生儿进行乙型肝炎的被动免疫或主动免疫预防;应用羊膜腔穿刺术采取羊水细胞培养与染色体检查,可以在出生前发现染色体异常疾病(先天愚型、代谢缺陷),以便早期流产,防止产出有缺陷的婴儿。

(3)疾病监测:长期、定期地对某种疾病进行筛选,可以早期发现病例。例如,定期在原发性肝癌(primary hepatic carcinoma,PHC)高发的家庭成员中,用甲胎蛋白(AFP)进行筛选,可以早期发现肝癌病例。

二、诊断试验和筛检试验的研究方法

对诊断试验除考虑方法的安全可靠、简便快速及经济可行外,还要考虑其科学性即该方法对疾病进行诊断的真实性和价值,现阐述研究诊断试验的方法与步骤。

(一)确定金标准

金标准是指公认的、可靠的、准确的诊断方法。它能正确地区分有病和无病。临床上常用的标准诊断方法包括病理学检查、外科手术所见及长期随访病例所获得的肯定结论。某一新诊断方法必须与金标准进行盲法比较,才能对其进行判断。有些疾病尚无特异性诊断标准,则以专家制订、得到公认的临床诊断标准为依据。当对一种新的诊断方法进行判断时,要对参加试验的对象同时施用金标准方法和新诊断方法。

（二）选择研究对象

被检查的病例和对照要具备代表性，即要包括各临床型（轻、中、重型，有或无并发症者）病例。而且，病例组的各型患者的构成应与实际的疾病谱一致。病例的代表性越好，新的诊断试验的实用价值越大。对照应在性别、年龄、某些生理状态等方面与病例保持均衡。对照不应只包括健康人，还应包括确实未患该病的其他病例及确实未患该病但在临床上极易与该病混淆的其他病病例。较好的诊断试验应既能判断病情又能作鉴别诊断。

（三）确定正常值范围

正常值范围在临床流行病学中也称为截断值（cut-off value），当观察资料为正态分布时，正常值范围可用 $\bar{x}\pm2s$ 表示。当观察资料为非正态分布时，可用百分位数 $P_{2.5}\sim P_{97.5}$ 表示。绘制患者群与未患人群诊断试验测定值的频数分布曲线时，曲线之间常有重叠。区别正常与异常的界限为是否是最佳的临界点，将对诊断试验的灵敏度和特异度产生明显的影响。ROC 曲线方法确定临界值。其方法简单、直观，更具有较强的科学性。

（四）样本含量的估计

筛检和诊断试验的评价需要选择适宜、足够的样本量。样本量的估计方法可按照率的抽样调查时计算样本含量公式的方法或查相应样本量表的方法进行。另外，也要说明病例和对照的来源，因不同来源的病例对评价一项诊断试验有一定影响。这是由于不同人群某病患病率的差异对阳性预测值有影响，同时对受试者患病率应有合理的估计。

（五）整理与分析资料

对获得的资料进行检查核对，确保准确无误后由金标准确定的病例组和非病例组经待评价试验检测后结果见表 5-5。

表 5-5　诊断试验结果整理表

诊断试验	金 标 准		合 计
	有病（D+）	无病（D−）	
阳性（T+）	a（真阳性 TP）	b（假阳性 FP）	TP+FP
阴性（T−）	c（假阴性 FN）	d（真阴性 TN）	FN+TN
合 计	TP+FN	FP+TN	TP+FP+FN+TN

注：TN（true negative）为真阴性；FP（false positive）为假阳性；TP（true positive）为真阳性；FN（false negative）为假阴性。

一项诊断试验与标准诊断方法进行比较可得出四种结果：正确结果包括真病例得出阳性结果（真阳性 a）和非病例得出阴性结果（真阴性 d）；错误结果包括真病例得出阴性结果（假阴性 c）和非病例得出阳性结果（假阳性 b）。一项诊断试验得出的正确结果越多，该试验的真实性也越高。

三、诊断试验和筛检试验的评价

诊断试验的质量评价主要从三个方面考评，即真实性、可靠性（reliability）和实用性。

（一）真实性

真实性或准确性，是指一项诊断试验具备能正确鉴别患和未患某病的能力。这种指标能反映测定值与患病实际情况的符合程度。诊断试验的真实性指标包括灵敏度和特异度两方面。

1. 灵敏度　指一项诊断试验能将实际患病的病例正确地判断为患某病的能力，也称真阳性率，即实际有病且按该诊断试验被正确地判为有病的概率。灵敏度只与病例组的数据有关，理想的试验灵敏度应为 100%。

2. 特异度　指一项诊断试验能将实际未患某病的病例正确地判断为未患某病的能力，也称真阴性率，即实际无病按该诊断试验被正确地判为无病的概率。特异度只与非病例组的数据有关，理想的试验特异度也应为 100%。

3. 假阳性率（false positive rate，Fp）　也称误诊率或第一类错误（α 错误），即实际无病但根据该诊断试验被定为有病的概率。特异度越高,误诊越少,理想的试验假阳性率应为 0。

4. 假阴性率(false negative rate,Fn) 也称漏诊率或第二类错误(β 错误),即实际有病但根据该诊断试验被定为非病者的概率。灵敏度越高,漏诊越少,理想的试验假阴性率应为 0。

5. 正确指数(right index,r) 灵敏度与特异度之和减 100% 为正确指数,亦称约登指数(Youden's index)。理想的正确指数应为 100%。其值越大越好。正确指数可用于两个诊断方法的比较。但应注意正确指数大时并未告知是灵敏度高还是特异度高,因此它不能代替上述四项指标。

例如,冠状动脉造影是诊断冠心病的金标准,能明确地揭示冠状动脉的解剖畸形及其阻塞性病变的位置、程度与范围,但由于其手术复杂、风险大及给受试者带来不小的痛苦,临床上为了确诊冠心病以正确选择治疗方案时才会使用这类金标准。心电图运动负荷试验(ECG exercise test)是发现早期冠心病的一种诊断试验方法。其方法简便实用、无创伤、安全,因此是一项重要的临床心血管疾病检查手段。冠状动脉造影评价心电图运动负荷试验的真实性结果见表 5-6。

表 5-6 冠状动脉造影评价心电图运动负荷试验结果表

心电图运动负荷试验 (诊断试验)	冠状动脉造影(金标准)		合 计
	阳 性	阴 性	
阳 性	55(a)	7(b)	62
阴 性	49(c)	84(d)	133
合 计	104	91	195

$$灵敏度 = \frac{a}{a+c} \times 100\% = \frac{55}{104} \times 100\% \approx 52.88\% \qquad (公式\ 5-24)$$

$$特异度 = \frac{d}{b+d} \times 100\% = \frac{84}{91} \times 100\% \approx 92.31\% \qquad (公式\ 5-25)$$

$$假阳性率 = 1 - \frac{c}{a+c} \times 100\% = 1 - 52.88\% = 47.12\% \qquad (公式\ 5-26)$$

$$假阴性率 = 1 - \frac{b}{b+d} \times 100\% = 1 - 92.31\% = 7.69\% \qquad (公式\ 5-27)$$

$$正确指数 = 灵敏度 + 特异度 - 1 \qquad (公式\ 5-28)$$

在临床工作中,医师希望一项诊断试验的灵敏度和特异度均高,但实际上很难如愿。事实是若提高灵敏度必然以降低特异度为代价,反之亦然。

(二)可靠性

可靠性又称重复性(repeatability)或精密度(precision),是指在完全相同的条件下,重复做一项诊断试验时获得相同结果的稳定程度。

1. 评价试验可靠性的指标

(1)变异系数(coefficient of variance,CV):该指标适用于定量测定试验的可靠性分析。变异系数越小,可靠性越好。

$$变异系数(CV) = \frac{测定值的标准差(s)}{测定值均数(\overline{x})} \times 100\% \qquad (公式\ 5-29)$$

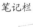
笔记栏

(2)符合率:适用于定性测定试验的可靠性分析,是两次检测结果相同的人数占受试者总数的百分比,又称为观察一致率,符合率越高,可靠性越好。例如,同一个试验在相同条件下对同一批受试对象做两次检测,可得表 5-7。

表 5 - 7 可靠性评价的资料归纳表

第二次试验结果	第一次试验结果		合 计
	阳 性	阴 性	
阳 性	a	b	$a+b$
阴 性	c	d	$c+d$
合 计	$a+c$	$b+d$	n

$$符合率 = \frac{a+d}{n} \times 100\% \qquad (公式\ 5-30)$$

(3) kappa 值：适用于定性资料的可靠性分析,该值表示不同观察者对同一批结果的判定和同一观察者在不同情况下对同一批结果的判定的一致程度。kappa 值考虑了机遇因素对试验一致性的影响,kappa 值越高,一致性越好。一般认为：

1) kappa 值 = -1 表明两观察者的判断完全不一致。

2) kappa 值 = 0 表明观察者的一致率完全由机遇造成。

3) kappa 值 > 0 表明观察者一致程度大于因机遇一致的程度。

4) kappa 值 = 1 表明两观察者的判断完全一致。

例如,两位医师检查相同的眼底图像 100 张,检查结果列于表 5 - 8,计算判定结果的一致性。

表 5 - 8 两位医师对眼底图像结果判定的一致性比较

乙 医 师	甲 医 师		合 计
	轻或无视网膜病	中或重度视网膜病	
轻或无视网膜病	46(a)	10(b)	56(n_1)
中或重度视网膜病	12(c)	32(d)	44(n_2)
合 计	58(m_1)	42(m_2)	100(N)

$$符合率 = \frac{a+d}{N} \times 100\% = \frac{46+32}{100} \times 100\% = 78\%$$

$$\text{kappa 值} = \frac{N(a+d)-(n_1 m_1 + n_2 m_2)}{N^2 - (n_1 m_1 + n_2 m_2)} = \frac{100(46+32)-(56 \times 58 + 44 \times 42)}{100^2 - (56 \times 58 - 44 \times 42)} = 0.55$$

$$(公式\ 5-31)$$

2. 影响试验可靠性的因素

(1) 所使用的仪器、药品和试剂的变异：仪器甚至是精密的仪器,如事前未校正也可造成测量结果的系统误差,药品的质量、试剂配制的方法及检验室的环境因素都可对试验结果产生影响。

(2) 测量变异：这与试验操作者的技术和责任心有关,因为任何测量都可出现不同程度的测量变异,若操作者能遵循操作规程,操作细心则可减少这种变异;若操作者可在某种程度上自行判断测量结果,则这种变异可以很大甚至难以控制。用几种方法(即在不同的检验室,由不同的操作者使用不同的仪器)进行测量,测量数值的系统误差将是难以避免的。

(3) 生物学变异：是指不同季节和一日内的不同时间个体内部的生物学状态不断地发生变化。这样,在某个时点获得的某生物学现象的测量值只能是该时期内多次测量所获得的一个样本数值,并不能代表各次测量的真实数值。临床上各项检验工作多是在某一时点进行的。并将各种检验结果用于指导临床实践。所以,临床医师应对个体的生物学变异给予足够的重视。此外,不同个体的不同生物学状态也将影响某生物学现象的测量值,使之产生变异。

（三）评价试验收益

1. 阳性预测值(PV+) 指试验阳性病例中真阳性的比例,即试验结果阳性者中真正患病的

笔记栏

概率,也表示受试者的试验结果为阳性时,能诊断其患病可能性的大小。

2. 阴性预测值(PV－)　　指试验阴性的病例中真阴性的比例,即试验结果阳性者中没有患病的概率,也表示受试者的试验结果为阴性时,能诊断其不患病可能性的大小。

根据表5－6提供的冠状动脉造影评价心电图运动负荷试验的结果,计算阳性预测值和阴性预测值如下。

$$阳性预测值(PV+)=\frac{a}{a+b}\times100\%=\frac{55}{62}\times100\%\approx88.70\% \qquad (公式5-32)$$

$$阴性预测值(PV-)=\frac{d}{c+d}\times100\%=\frac{84}{133}\times100\%\approx83.16\% \qquad (公式5-33)$$

灵敏度和特异度是一项诊断试验的特征,医师在决定是否采用某项试验时应考虑这些特征。一旦采用了某项诊断试验,医师就要仔细考虑试验结果的意义:如果获得的是阳性结果,患某病的可能性是多少;若获得的是阴性结果,未患某病的可能性是多少。所以预测值在临床诊断试验中的价值有时比诊断试验的真实性指标更加重要。

(四) 评价受试者工作特征曲线

确定试验判断标准即截断值,医学实践中判定试验阳性与阴性的界值,主要为了确定某项指标的正常值以区分正常与异常。最常用的方法是绘制受试者工作特征曲线(receiver operator characteristic curve,ROC 曲线)。ROC 曲线是以灵敏度、特异度作为最重要的参考数据来绘制的。例如,以不同的血糖水平作为诊断糖尿病标准时,随着血糖水平阳性界值的增高,试验的灵敏度下降,特异度升高,反之亦然。由表 5－9 可见,将糖尿病诊断试验阳性界限或标准规定在7.15 mmol/L(130 mg/dL)时最合适,因此时灵敏度和特异度均处在80%左右。如果我们以灵敏度为纵坐标,(1－特异度)为横坐标则可以绘制不同血糖水平作为诊断糖尿病的 ROC 曲线,这样,就可以更加清晰地表示灵敏度和特异度的相互关系。

表5－9　以不同血糖水平作为糖尿病诊断标准时的灵敏度和特异度

餐后 2 h 的血糖水平		灵敏度(%)	特异度(%)
mmol/L	mg/dL		
4.40	80	100	1.2
4.95	60	98.6	7.3
5.50	100	97.1	25.3
6.05	110	92.9	48.4
6.60	120	88.6	68.2
7.15	**130**	**85.7**	**82.4**
7.70	140	74.3	91.2
8.25	150	64.3	96.1
8.80	160	55.7	98.6
9.35	170	52.9	99.6
9.90	180	50.0	99.8
10.45	190	44.3	99.8
11.00	200	37.1	100.0

ROC 曲线依据专业知识对疾病组和参照组测定结果进行分析,确定测定值的上下限、组距及截断点(cut-off point),按选择的组距间隔列出累积频数分布表。分别计算出所有截断点的灵敏度、特异度和假阳性率(1－特异度)(表5－9)。以灵敏度为纵坐标代表真阳性率,以(1－特异度)为横坐标代表假阳性率,作图绘成 ROC 曲线(图 5－5),从 ROC 曲线的纵轴和横轴来看,在图的左上角(1－特异度)有较小的增加时,相应地灵敏度急剧增加,这一点作为诊断试验的临界值,此时,诊断试验的灵敏度和特异度相对均较高,相应地误诊率和漏诊率低。

ROC 曲线将灵敏度与特异度以图的方法结合在一起,可准确地反映某试验方法特异性与敏感

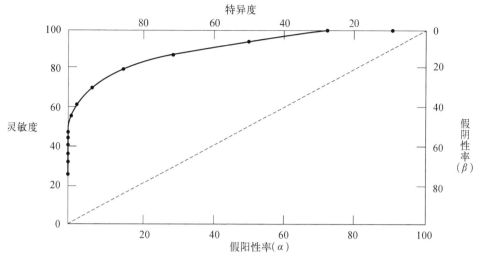

图 5 - 5　血糖值诊断糖尿病的 ROC 曲线

性的关系,是试验准确性的综合代表。ROC 曲线不固定分类界值,允许中间状态存在,利于使用者结合专业知识,权衡漏诊与误诊的影响,选择最佳截断点作为诊断参考值。提供不同试验之间在共同标尺下直观的比较,将绘成的曲线与斜 45°的直线对比,若差不多重合,说明自变量对因变量的判断价值很差;ROC 曲线越凸,越远离斜 45°的直线即曲线下的面积越大,近左上角表明其诊断价值大,利于不同指标间的比较,因此曲线下面积可评价诊断准确性。最靠近左上角的 ROC 曲线的点是错误最少的最好阈值,其假阳性和假阴性的总数最少。

ROC 曲线的优点是简单、直观、图形化,能直观地表示灵敏度及特异度。ROC 曲线不固定分类界值,允许中间状态存在,利于使用者结合专业知识,权衡漏诊与误诊的影响,选择一个更佳截断点作为诊断参考价值,从而提高诊断试验效率的方法。

四、提高诊断试验效率的方法

(一)选择患病率高的人群作为研究对象

一般说来,试验的灵敏度越高,阴性预测值就越高;特异度越高的试验,阳性预测值就越好。但诊断试验的灵敏度和特异度并不能完全决定试验的阳性预测值,试验的阳性预测值在很大程度上也与人群某病的患病率有关。

(二)采用联合试验的方法

现已证明,采用联合试验的方法可提高诊断试验的效率。联合试验的方法有两种,即并联和串联。

1. 并联试验(parallel test)　又称平行试验,是指同时做几项诊断试验,只要其中一项为阳性就可诊断患某病。与单项诊断试验比较,并联试验可提高灵敏度和阴性预测值,却使特异度和阳性预测值下降,即并联试验使漏诊率下降,却增加了假阳性率。若临床医师需要一项灵敏度高的诊断试验,而此时只有两项或多项不十分灵敏的诊断方法,并联试验则是首选的方法。例如,已知静脉造影术是下肢深静脉栓塞的标准诊断方法,但这种方法既昂贵,又不安全。尚有两种方法即阻抗体积描记图和^{125}I 纤维蛋白原下肢扫描也可用于该病的诊断。如使用单项试验,灵敏度和特异度各为74%。若并联使用上述两项试验,其灵敏度和特异度可分别达到 94%和 91%(表 5 - 10)。由此可见,并联使用上述两项诊断试验是诊断下肢静脉栓塞安全和节约的方法。这种并联试验也可提供准确的资料,因而可取代静脉造影术。

由表 5 - 10 可见,并联试验的灵敏度=81/86×100=94%;特异度=104/114×100=91%。

2. 串联试验(serial test)　也称系列试验,这种方法是依次顺序地做几项试验,但只有全部试验皆呈现阳性时才能诊断为阳性。具体的判断方法见表 5 - 11。

笔记栏

表 5-10 阻抗体积描记图和^{125}I纤维蛋白原下肢扫描两法平行试验与静脉造影术的比较

阻抗体积描记图和^{125}I纤维蛋白原下肢扫描	静脉造影术(金标准)		合 计
	阳 性	阴 性	
两者之一或两者均阳性	81	10	91
两者均阴性	5	104	109
合 计	86	114	200

表 5-11 联合试验的判断方法

联合试验方式	结 果		判断结果
	试验 1	试验 2	
平行试验	+	+	+
	+	-	+
	-	+	+
	-	-	-
系列试验	+	+	+
	+	-	-
	-	不必作	-

　　串联试验可提高诊断试验的特异度和阳性预测值,即出现阳性结果时患该病的可能性就更大,降低了误诊率,却增加了漏诊率。当几项诊断试验特异度均不高时,采用串联试验最为适宜。

知识拓展

　　约翰·斯诺(John Snow,1813~1858),英国麻醉学家、流行病学家,被认为是麻醉医学和公共卫生医学的开拓者。1854年,伦敦霍乱流行,对于这种致命的疾病,人们既不知道它的病源,也不了解它的治疗方法,在每次霍乱暴发时大批的患者惊恐地死去。当时有两种看法,一种看法是霍乱病毒在空气中繁殖,通过空气传播;另一种看法是人们在吃饭的时候把这种病毒引入体内的。当时,约翰·斯诺随即便展开调查,他在一张地图上标明了所有死者住过的地方,发现许多死者是住在宽街的水泵附近,但是他又发现有些住在这条街道上的居民却没有死亡,通过深入调查他发现,宽街上没有死亡的人都在剑桥街7号的酒馆里打工,而酒馆为他们免费提供啤酒,因此,他们没有喝从宽街水泵抽上来的水。由此,他推测水泵的水是"罪魁祸首"。接下来,约翰·斯诺让宽街上惊慌失措的老百姓拆掉水泵的把手,水泵便不再使用。不久后,疫情就开始得到缓解。约翰·斯诺在伦敦霍乱暴发的调查中,从群体的角度对三间分布的描述提出病因假设被奉为流行病学的经典案例。

小 结

1. 抽样调查的方法 {
　单纯随机抽样
　系统抽样
　分层抽样
　整群抽样
　两级或多级抽样
}

2.病例对照研究的类型 { 成组资料
成组匹配或匹配资料 { 频数匹配
个体匹配

3.病例对照研究 { 前瞻性队列研究
历史性队列研究
双向性队列研究

4.实验流行病学研究的基本特征 { 前瞻性研究
有干预措施
随机分组
设平行对照

5.诊断和筛检试验的评价 { 真实性
可靠性
实用性（效益）

【思考题】

（1）请叙述流行病的基本内容及其分类。

（2）请阐述现况研究、队列研究、病例对照研究、随机对照研究和临床试验的概念和特点。

（3）病例对照研究和随机对照研究的区别是什么？

（卢光玉）

笔记栏

第六章

病因与偏倚

学习要点

- 掌握：① 病因的概念；② 偏倚的概念。
- 熟悉：① 病因学研究的基本步骤；② 偏倚的分类与控制。
- 了解：因果推论。

第一节　病因的概念

病因研究在医学研究中至关重要，因为它不仅和疾病的诊断有关，还关系到疾病的治疗与预防等。因此，基础医学、临床医学和流行病学都十分重视疾病病因的研究。流行病学是从预防和控制疾病、促进健康的角度出发，从群体水平探讨机体与环境因素在疾病发生中的作用。流行病学在病因研究中主要是为了提供病因线索和验证病因假设。

一、病因的定义

随着科学的发展，人们对病因的认识也在不断发展。早期的流行病学着重于研究传染病的流行，所以对病因的研究多集中于空气、水和居住条件等环境卫生上。直到 20 世纪中叶以后，现代流行病学研究逐渐扩展到非传染性疾病，病因研究也就不局限于环境卫生有关因素。

1980 年，Lilienfeld 从流行病学的角度为病因定义。那些能使人群发病概率升高的因素，就可以认为是病因，其中某个或多个因素不存在时，人群疾病频率就会下降。流行病学中的病因一般称为危险因素，其含义为使疾病发生概率升高的因素，这里的危险是指不利事件发生的概率。

二、病因概念的发展

病因的概念是随着科学的发展及人们对自然及社会认识水平的提高而不断提高的，人类认识病因经历了如下几个重要阶段。

1. 阴阳五行学说　　最初由于生产力低下及对自然现象的认识不足，人们将疾病的发生归因于神和天意，觉得只有求神拜佛才能消病除灾。我国祖先创立了阴阳五行学说，将疾病的风、湿、热、燥、寒的发生与外界环境中的物质金、木、水、火、土联系起来。这就形成了朴素的唯物主义病因观。

2. 特异性病因学说　　19 世纪末，科学家发现细菌是引起人类和动物烈性传染病的罪魁祸首，如霍乱弧菌及伤寒、炭疽、鼠疫、白喉和结核等杆菌。人们对疾病的病因有了新认识，于是就形成了"每一种疾病必定是由某一种特异的病原物所引起"这样的概念，这就是特异性病因学说。

3. 流行病学三角模式　　由于发现仅仅是上述各病因因素常常不足以引起疾病,人们认识到病因与宿主因素(如性别、年龄、遗传因素、免疫等)及环境因素(如自然环境、社会环境等)相互作用

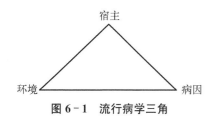

图 6-1　流行病学三角

才能引起疾病的发生或流行。有学者将这三种因素的相互作用表示为流行病学三角学说(图6-1)。在正常情况下三者通过相互作用保持平衡,人们呈健康状态。一旦三者中的一个要素发生变化,且强度超过了三者所能维持平衡的最高限度时,平衡即被打破疾病随之就会发生。例如,在环境因素不变的情况下,病因比重增加如 A 型流感病毒发生变异出现新的亚型

时,则平衡遭受破坏可致流感流行;同样在环境因素不变的情况下,宿主状态发生变化如老年人人群中由于骨质疏松,所以骨折发生率会大大上升;环境的变化也可加强致病因子的作用,使平衡破坏发生疾病,如夏季多雨气温高,有利于蚊蝇滋生和病原体繁殖,易发生肠道传染病及虫媒传染病如乙型脑炎和疟疾等。该模式的特点是表明致病因子、宿主环境必须同时存在,否则疾病不会发生。三者任何一个要素发生变化均可破坏平衡、发生疾病。

4. 轮状模式　　三角模式将病因、宿主和环境截然分开,并强调等同分析显然有明显的局限性。因此20世纪80年代,以 Susser 为代表的学者提出用轮状模式表示三者的关系(图6-2)。该模式强调了环境与宿主的密切关系:机体占据了轮轴的中心位置,其中的遗传物质有重要作用;外围轮子表示环境,这包括生物、理化和社会环境。机体生活在环境中,而病因存在于机体和环境之中。这种模式显然比三角模式更接近于疾病发生的实际情况,有利于疾病病因的探讨及疾病的防治。轮状模式研究中除了将病因分为生物环境、理化环境外,还包括社会环境如社会制度、人口、经济、家庭、医疗、文化、职业、宗教、风俗等。宿主

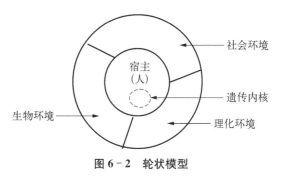

图 6-2　轮状模型

方面的病因最重要的是遗传因素,退行性病变和恶性肿瘤除了与多基因遗传有关,还与染色体异常、年龄、性别、发育、营养状态、行为心理、免疫状态等有关。随着科学的发展,人们逐渐认识到在疾病的发生、发展中,除生物因素外,社会因素、心理因素也起着重大作用,这种医学观点符合现在的社会—心理—生物医学模式。

5. 多病因学说　　随着对病因知识的积累,我们认识到多种慢性疾病或非传染病,甚至急性疾病和传染病的病因也不是单一的。例如,结核病,由于缺乏营养、居住拥挤、贫穷和遗传因素等使身体对结核杆菌的易感性增高,此时人们因暴露于结核杆菌而受到感染,继而结核杆菌侵袭组织才发生结核病,霍乱弧菌对于霍乱的发生也类似。这两种传染病的发生都不仅仅是细菌这一个因素所能引起的。至于其他许多疾病则情况更加复杂,远非 Henle Koch 原则(具体内容见本章第三节)所能概括。许多因素作用可引起一种疾病(如吸烟、高血压、高胆固醇血症对于冠心病);一种因素也可与多种疾病有关(如 EB 病毒与传染性单核细胞增多症、鼻咽癌、非洲儿童恶性淋巴瘤;吸烟与肺癌等多种癌症、冠心病等)。一些因素的作用对疾病的发生可能是直接的,也可能是间接的。各种因素的作用可以是独立或相互协同的,也可以是相互拮抗。各因素间可以是互为因果从而导致疾病发生。不同的致病因素与疾病之间构成不同的链接方式,即病因链(chain causation),不同的病因链相互联结、相互交错,即形成复杂而完整的病因关系路径,疾病由此而生。为了便于系统探索疾病的病因,美国学者 MacMahon 和 Lilienfeld 分别提出了多病因学说模型(图6-3)。

三、病因分类

越来越多的研究证明,几乎所有疾病的病因是多因素的,而且呈现出一因多病、一病多因、多因多病的复杂局面。同时,现代逻辑学认为任何效应都有必要条件和充分条件之分,借助这种抽象的

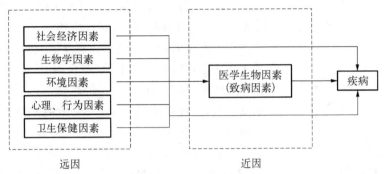

图 6 - 3　多病因学说模型

逻辑思维方式,我们可以认为任何疾病的发生都有相应的病因,这里主要分为必需病因(necessary cause)、充分病因(sufficient cause)和促成病因(component causes)。

1. 必需病因　是指某疾病发生的必要因素,即缺乏该因素时疾病就不会发生,如没有结核杆菌感染就不会发生结核病。绝大多数传染病、地方病、职业病都有一个比较明确的必需病因,而大多数慢性非传染病目前尚未发现他们的必需病因。

2. 充分病因　如果有某因素存在,随之必然有某病的发生。则某因素为该病的充分病因。充分病因是一个完整的病因机制,因此也可以将充分病因理解为必然导致疾病发生的最低的一组因素。

传统因果观中充分且必要病因的情形几乎不存在;必需但不充分病因是很多情形下都可能存在的,如传染病病原体、维生素缺乏症的维生素不足等;充分但不必需的病因实际生活中也是罕见的,如致死量的毒物和触碰到高压电线;当然不充分且不必需病因的因素最应该引起人们的重视,如吸烟—肺癌,我们称为危险因子(risk faction)。

3. 促成病因　是指某因素的存在可能导致某病发生的概率增加,但该病的发生并非一定具有该因素病因引起。促成病因可以是必需病因,也可以是非必需病因,可以在一个或多个充分病因中发挥作用。流行病学上把那些与疾病的发生有正联系,但其本身又不是充分病因的因子称危险因子。一种危险因子(如吸烟)可能和许多种疾病有联系,而一种疾病(如肺癌)又可能与许多危险因子有关。

流行病学从群体观点出发,以控制疾病、预防疾病为目标,认为当其他因素在某人群中不变时,某因素在该人群中增加或减少后,某病在该人群中的发生也增加或减少,则该因素可以被认为该疾病的病因。这种认识在疾病防制上有很大的实际意义。肺癌发病率随着吸烟率、吸烟量、吸烟年限的增减而增降。虽然吸烟这个因素尚不能完全满足作为肺癌的必需病因及充分病因的条件,但流行病学可以认为吸烟是肺癌的病因,而且是肺癌已知病因中最重要的一个,是肺癌充分病因中一个最强有力的因素。即或肺癌充分病因综合中其他成分均不改变的情况下,停止吸烟就可使肺癌发病率明显下降。因此,不必等待把某种疾病的充分病因中的各成分均探讨清楚再进行防制,而一旦清楚了某成分的病因作用(指流行病学角度,而非发病机制),即可针对该病因采取措施降低该病的发病率。例如,远在结核杆菌被发现前,针对结核病的其他病因成分采取措施,就使结核病死亡率明显下降;在霍乱弧菌被发现前 30 年,即采取改善饮水供应措施以控制霍乱流行。

4. 病因的相互作用　当两种或多种病因共同起作用时,其作用大小有两种可能:一种是类似这几种病因分别作用的相加;另一种类型则是综合作用大小高于这几种病因分别作用的相加。

第二节　病因研究的方法与步骤

通过流行病学调查(描述性研究)并结合可能利用的临床资料和一些背景资料,研究者可以发现一些新的病因线索。再用病例对照的研究方法对可疑致病因素进行筛选,形成初步病因假设。

根据重复性原则可进行多次病例对照研究,并尽可能多地收集其他生物学上的证据,如动物试验、致病机制、常规或特殊化验检验等,以强化已经形成的病因假设。队列研究、干预试验等研究方法是对病因假设进行检验。虽然实验性研究对病因能提供很高论证强度的证据但是由于医学伦理或可行性的问题实施起来比较困难,因此流行病学病因研究多为观察性。上述各种研究结果对病因是否成立进行综合性的逻辑判断,至此整个病因的推断过程基本上结束。在探寻病因的过程中收集、整理和分析资料是从简单到复杂,研究工作从描述流行病学到分析流行病学再进行实验性研究这样地推断病因。其基本过程可简单地归结为这样一条主线:形成病因假设、假设检验和病因推断。基本过程有以下几个主要步骤。

一、描述性研究

提出假设是病因研究的起点,流行病学往往以描述疾病三间分布的特征为基础,提出病因假设。当然,在寻找病因线索的过程有两种逻辑思维方式可以借鉴。

(一) 假设演绎法的推理思路

假设演绎法的推理思路是根据假设 H 找出证据 E。这和归纳推理思路不一样,后者是由证据 E 反推假设 H。假设演绎法的整个推论过程为:从假设演绎导出具体的证据,然后用观察或实验检验这个证据,如果证据成立,则假设就可成立。假设演绎法逻辑思维的应用在乙型肝炎与肝癌的关系研究中可以这样理解:假设乙型肝炎病毒(HBV)持续感染导致原发性肝癌,根据该假设,加上相关背景知识为前提,演绎推出若干具体经验证据:① 肝癌病例的乙型肝炎病毒感染率高于对照;② 乙型肝炎病毒感染组人群的肝癌发生率高于对照;③ 控制乙型肝炎病毒感染后肝癌的发生率下降。如果证据① 、② 、③ 成立,则假设亦获得相应强度的归纳支持。

(二) Mill 准则

19 世纪英国哲学家 J. S. Mill 总结前人经验,在许多学说的基础上提出了因果联系的 Mill 准则。这些准则包括求同法(method of agreement)、求异法(method of difference)、求同求异并用法、共变法(method of concomitant variation)和排除法(method of exclusion)的逻辑推理方式。

1. 求同法 是指在相同事件(如患同种疾病)之间寻找共同点。例如,在一次食物中毒的暴发调查中,发现所有中毒者均吃过某种食物,则该食物就可能是导致该次食物中毒的原因。1988 年上海甲型肝炎暴发调查中,学者用求同法发现许多年龄、性别、职业、饮用水水源都不完全相同的患者的共同特点都是生食毛蚶;同理用求同法也可发现许多非肝炎对象的共同特点都是没有生食毛蚶。结果表明,生食毛蚶可能是甲型肝炎病毒感染的影响因素。

2. 求异法 是指在事件发生的不同情况之间(如发病率高和低之间,发病者与不发病者之间)寻找不同的线索。例如,在上述甲型肝炎暴发调查的例子中,发现许多年龄、性别、职业、饮用水水源都相同的人中,肝炎患者与非肝炎对象的差异是生食毛蚶,则表明生食毛蚶可能是甲型肝炎病毒感染的影响因素。又如,饮水中碘含量较低的地区,地方性甲状腺肿的发病率较高,而碘含量正常的地区则很少有该病发生,这表明饮水中碘含量与地方性甲状腺肿有关。

3. 求同求异并用法(joint method of agreement and difference) 是辨别某类事件或属性充分必要条件的方法,其基本内容为:如当某因素 A 存在时就会出现某疾病 a,而当 A 因素不存在时某疾病 a 就不出现,那么某因素 A 与某疾病 a 之间有因果联系。例如,在肝癌研究中发现患者均有或大部分有乙肝病毒感染,而在对照组中均未发现或大部分无乙肝病毒感染,表明乙肝病毒是肝癌发生的充分必要条件。

4. 共变法 理论基础是因果效应的剂量-反应关系,如果某因素出现的频率和强度发生变化,某病发生的频率与强度也随之变化,则该因素很可能是该病的病因。在上述甲型肝炎的例子中,发现甲型肝炎的发病率与生食毛蚶的量有相同的变化趋势。又如,我国学者对南方若干省、市、自治区进行血吸虫病与大肠癌之间关系的生态学研究发现,血吸虫病发病率与大肠癌死亡率高度相关,从而提示大肠癌与血吸虫感染有关。当有关(暴露)因素是等级或定量的,并与事件(结局)效

笔记栏

应成量变关系(剂量-反应关系),可以应用共变法。

5. 排除法　又称为剩余法,这种方法适用于危险因素较少而且已知的疾病,即除了已知的危险因素外很少有特例。即通过对假设的排除而建立假设的方法。研究病因假设的过程中有时会产生几个病因,此时应根据客观资料及相关知识逐一排除,最难排除者作为该病病因假设的可能性最大。例如,在上述甲型肝炎暴发的例子中,已知甲型肝炎是经饮水和饮食传播为主的肠道传染病,所以在排除了饮水污染和其他共同的饮食因素外,只有生食毛蚶没有被排除,因此它成为病因的可能性就自然而然地成立了。

二、分析性研究

描述性研究是指提出假设后,需经分析性研究检验假设。检验的步骤一般是进行病例对照研究,然后做队列研究。

三、实验性研究

无论是通过临床医学、实验医学,还是流行病学研究方法获得的病因假设,最终还是需要回到人群中,用实验流行病学方法进行验证。所用的实验方法多数是干预试验或类实验。应用描述—分析—实验的流行病学方法研究病因,是流行病学病因研究的三部曲。例如,肺癌与吸烟因果关系研究的"三部曲",巧妙地应用了流行病学方法,成为探讨慢性疾病病因的经典案例。

上述三类病因研究方法是相互联系的,不能决然分开,流行病学在研究疾病的病因时离不开临床研究和实验研究,而临床研究和实验研究的病因假设必须经流行病学研究才能最后成立,其关系及探索程序见图6-4。

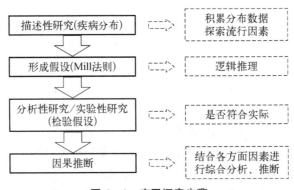

图6-4　病因探索步骤

第三节　因果推断

一、因果推断标准

(一) 病因推断的第一个里程碑

1882年,Henle及Koch提出其疾病发生的判定原则:① 该传染因子在每个病例均存在;② 此微生物必须能够分离并生长从而得出纯培养;③ 将此微生物接种于易感动物,应当引起此种特异疾病;④ 由被接种的动物能够分离出此微生物并加以鉴定。这就是著名的Henle-Koch原则,也是病因推断的第一个里程碑。该原理主要应用于传染病,虽然有一定的局限性,但毕竟抛弃了原来的主观臆断,有了客观的判定标准。

（二）病因推断的第二个里程碑

1962 年,Doll 和 Hill 在一个关于吸烟与健康的世界专家咨询会上提出用流行病学方法判断病因的五条标准是病因推断的第二个里程碑,其包括:① 关联的时间顺序;② 关联的强度;③ 关联的特异性;④ 关联的一致性或可重复性;⑤ 关联的连贯性或合理性。1965 年,Hill 又在皇家医学会职业医学分会中将标准扩展为九条。目前,这个标准已成为世界公认的判断病因的标准。

二、常用因果推断标准

1. 关联的强度(strength of association)　　评价关联强度的主要指标是 RR,在病例对照研究中可用 OR 表示。某因素与某疾病的关联强度越强,则间接关联和假关联的可能性越小,误判的可能性就越小,成为因果关联的可能性越大。如在吸烟与若干种疾病的关联的研究中发现,吸烟与肺癌的 RR 达 9～10,而吸烟与急性心肌梗死的 RR 约为 2,因而提示吸烟与肺癌的因果关联成立的可能性较吸烟与急性心肌梗死因果关联成立的可能性大。

2. 关联的时间性(temporality of association)　　有因才有果,"因"一定先于"果",这在病因判断中是必需的。关于因素与疾病出现的时间顺序,在前瞻性队列研究中容易判断,但在病例对照研究或横断面研究中则常常难以判断。例如,在一次肝癌的横断面研究中,发现肝癌患者的乙肝表面抗原(HBsAg)阳性者明显高于非肝癌患者,但该结果不能提示是先有乙型肝炎病毒感染而后有肝癌,还是先有肝癌而后有乙型肝炎病毒感染。因此,无法明确其因果关联。

3. 关联的特异性(specificity of association)　　严格的特异性是指病因与疾病有严格的对应关系,即某因素只能引起某疾病,而某疾病只能由某因素引起。这种严格的特异性一般只适用于传染病,而对大多数非传染病的病因而言,特异性并不明显,有人甚至认为是多余的。例如,吸烟与肺癌的关系,吸烟除引起肺癌外,还可引起膀胱癌、口腔癌、心肌梗死及胃溃疡等。另外,肺癌也可由其他因素引起,因而两者不存在严格的特异性。但在吸烟与各种疾病的关系中,其与肺癌的关联强度最大,因此我们认为两者还是存在一定的特异性。总之,当关联具有特异性时即可加强病因推断的说服力,但当不存在特异性时亦不能因此而排除因果关联的可能。

4. 关联的可重复性(consistency of association)　　是指某因素与某疾病的关系在不同时间、不同地点、由不同学者用不同的研究方法进行研究均可获得相同的结果。重复出现的次数越多,因果推断越有说服力。例如,关于吸烟与肺癌关系的流行病学研究,全世界大型的研究有 30～40 次之多,所有的研究均有相似的结果,因而加强了因果关联成立的可能性。

5. 剂量-反应关系　　如果观察到随着某因素暴露剂量的增加,人群发生某病的危险性增加,因果关联的强度增大,则称该因素与该疾病之间存在剂量-反应关系。此时,该因果关系成立的可能性就较大。例如,关于吸烟与肺癌的研究表明,随着吸烟量的增加,患肺癌的危险性也增加(RR 增大),吸烟与肺癌呈现明显的剂量-反应关系。

6. 关联的一致性(coherence of association)　　如果某因素是某病的病因,则该因素应能解释该病的所有人群现象。例如,吸烟是肺癌的一个病因,则应能解释纸烟消耗量与肺癌死亡率的关系,肺癌发生率近年的上升趋势,肺癌在不同性别、不同年龄、不同职业及城乡之间发病率的差异等人群现象。

7. 关联的合理性(plausibility of association)　　指某因素作为某病的病因,在科学上应"言之有理",即要求能用现代医学理论进行解释。曾经在香烟的烟或焦油里证实有苯并芘、砷及重金属等多种化学致癌物,因此,吸烟可致肺癌是言之有理的。但现有的知识理论总有其局限性,因此,看似不合理的因果关系也不一定不成立。

8. 关联的实验证据(experimental evidence)　　在因果关系的判断中,如果有相应的实验证据,则说服力大大提高。例如,在吸烟与肺癌的研究中,发现戒烟能使死亡率下降,这相当于一个自然实验的结果;另外,有人让狗吸入香烟的烟雾,竟成功地使狗发生肺癌,这些结果都极大地支持了吸烟与肺癌的病因假设。

9. 关联的相似性(analogy)　　如果已知某化学物有致癌作用,当发现另一种类似的化学物与

笔记栏

某种肿瘤有联系时,则两者因果关系成立的可能性较大。

因果关系的判断是复杂的,在上述九条标准中,关联的时间性是必须满足的条件;关联的强度、关联的特异性、关联的可重复性及剂量-反应关系有非常重要的意义;在因果关系的判断中,并不一定要求九条全部满足,满足的条件越多,则其关系成立的可能性越大,误判的可能性就越小。但当满足的条件较少时,并不能因此排除因果联系。

第四节　偏倚及其控制

一、偏倚的概念

偏倚指在流行病学调查或推论过程中所获结论系统地偏离真实值,属于系统误差。偏倚的本质是系统误差,可发生于研究的各个环节理论上,可以避免,但即使加大样本也并不能使之减少。因此,在流行病学中需要明确认识偏倚并加以控制。

二、偏倚的分类

偏倚可发生在流行病学研究的设计、实施分析等各个阶段,如选择对象中以志愿者代替随机样本,使调查对象不能代表总体。重复抽样或加大样本含量并不能使这种误差减少或消失。流行病学研究中常见的偏倚主要有三大类,即选择偏倚(selection bias)、信息偏倚(information bias)、混杂偏倚(confounding bias)。

1. 选择偏倚　指被选入到研究中的研究对象与未被选入者特征上的差异所造成的偏倚,多见于现况研究、病例对照研究、历史性队列研究。常见类型有以下几种。

(1) 入院率偏倚(admission rate bias):指利用医院门诊或住院患者作为研究对象时,患者疾病的严重程度、就医条件和人群对某一疾病的了解和认识程度不同等因素使入院率不同而导致的偏倚。选择偏倚可能会掩盖或夸大某因素与某病的真实联系。因此,在以医院门诊或住院患者作为研究对象时,要特别注意疾病入院率的不同,以免产生偏倚。

(2) 现患病例—新病例偏倚(prevalence-incidence bias):病例对照研究调查时选择的病例往往是存活的现患病例,无法对那些因患病已死亡的病例或轻型、非典型或已痊愈的病例进行调查,而队列研究中常采用新发生的病例,因而病例对照研究得出的结论与队列研究的结果可能发生差异,此即现患病例—新病例偏倚,也称为奈曼偏倚(Neyman bias)。

(3) 检出症候群偏倚(detection signal bias):是指某因素与某疾病在病因学上虽无关系,但由于该因素的存在会引起该病临床症状或体征的出现,从而使患者及早就医,接受多种检查,导致该人群有较高的检出率,致使过高地估计该因素与该疾病的关联。

(4) 志愿者偏倚(volunteer bias):一般情况下,志愿者与非志愿者在关心健康、注意饮食习惯、禁烟、禁酒及体育锻炼等方面可能存在系统的差别,因而,志愿者被入选为观察对象,而非志愿者落选,这样的研究结果往往有选择偏倚。例如,一项以体育锻炼预防冠心病的研究,干预组都是志愿者,而将非志愿者作为对照,以比较该项措施的效果,这样就可能会得出不正确的结论。

(5) 无应答偏倚(non-respondent bias):无应答者是指研究对象中未按设计要求对被调查的内容予以应答的人。某个特定样本中的无应答者的患病情况及某些因素的暴露情况与应答者可能不同,因此而产生的偏倚称为无应答偏倚。此种偏倚在分析性研究和实验性研究中均可发生。

2. 信息偏倚　是指在研究的实施阶段中从研究对象获取研究所需的信息时产生的系统误差,其原因是诊断疾病、测量暴露或结局的方法有问题,导致被比较各组间收集的信息有差异而引入的误差。各种类型的流行病学研究中均可产生信息偏倚,病例对照研究中常见的信息偏倚有回忆偏倚、报告偏倚、诊断怀疑偏倚、暴露怀疑偏倚、错误分类偏倚等。错误分类偏倚则在病例对照研究和队列研究中都可产生。

（1）回忆偏倚（recall bias）：指比较组间在回忆过去的暴露或既往史时，其完整性与准确性存在系统误差而引起的偏倚。回忆偏倚在病例对照研究中最常见，主要原因：① 研究对象对调查的内容关心程度不同，一般情况下，病例组患者对调查的事件回忆认真程度高于对照人群，因而导致两组对象回忆以往事件的准确性存在差异；② 调查的事件或因素发生的频率较低，未给研究对象留下深刻印象而遗忘；③ 调查事件是很久以前发生的事情，研究对象记忆不清。

（2）报告偏倚（reporting bias）：被调查者有意隐瞒真实情况，夸大或缩小某些信息而导致研究结果产生偏倚，故亦称说谎偏倚。其常见于敏感问题，如未成年人的吸烟史、冶游史。例如，有些人有冶游史，可能会难以陈述实情。而对于一些职业危害进行调查，研究对象因涉及劳保福利等原因可能会夸大某些暴露信息。

（3）诊断怀疑偏倚（diagnostic suspicion bias）：由于研究者事先了解研究对象对研究因素的暴露情况，于是带着"先入为主"的倾向性，怀疑其患某病或在主观上倾向出现某种阳性结果。例如，对暴露组或实验组进行非常仔细地检查，而对非暴露组或对照组则不然，从而使研究结果出现偏差，由此而产生诊断怀疑偏倚，此类偏倚多见于队列研究和临床试验。

（4）暴露怀疑偏倚（exposure suspicion bias）：与上述的诊断怀疑偏倚一样，研究者在收集并确定病例组的暴露比例时所具有的认真、细致程度远高于对照组，从而导致错误结论，此即暴露怀疑偏倚。这类偏倚多见于病例对照研究，如采用病史记录作为分析资料，因为询问病史的医生知道某些因素与某病的发病有关，因此，对病例组患者在询问病史时特别仔细，常有阳性的记录，而调查对照组时则漫不经心，阴性结果很多。对两组对象以不同的调查方法进行调查，从而产生偏倚。

（5）错误分类偏倚（misclassification bias）：调查中使用的方法如果偏离了金标准，则将产生错误分类偏倚。其在度量疾病状态和暴露状态时都可能发生。每项诊断试验或测定仪器都有一定的灵敏度和特异度，但两者是 100% 的可能性较小，于是就会出现假阳性和假阴性，这就发生了错误分类，即本应是患者，但错将他分入了对照组，而本应是非患者，则将他分入病例组。

3. 混杂偏倚　　是在研究暴露与疾病联系时，假如有一种外界因素既与研究疾病的危险因素有联系，又在被比较各组中的分布不同，那么这一因素则称为混杂变量。混杂变量的存在，造成了观察到的联系强度偏离了实际情况，则称为混杂偏倚。

混杂因素的基本特点：① 必须是研究疾病的独立危险因子；② 必须与研究因素有关；③ 不是研究因素与疾病因果链上的中间变量。

混杂偏倚可向正负两个方向发展。正混杂指由于混杂因素的作用，使暴露因素与疾病之间的关系被夸大。负混杂是指由于混杂因素的作用，使暴露因素与疾病之间的关系被人为减少。

三、偏倚的控制

1. 选择偏倚的控制　　选择偏倚主要发生在病因研究的设计阶段。一般情况下，存在选择偏倚的资料很难纠正，因而影响研究的真实性。选择偏倚主要应通过适当的研究设计和实施并予以控制。

（1）正确的研究设计：首先研究者对整个研究可能会产生的各种选择偏倚应有充分的了解。在设计中，应注意使被比较的各组有同等的概率受到调查。应考虑可能出现的各种偏倚及会在哪些环节出现，只有在设计时考虑周全，并采取相应措施，在各个环节中阻断偏倚产生的可能性，才能防止或减少其发生。

（2）尽量采用多种对照：理想的是以人群中全体病例和非病例（或其有代表性的样本）作为研究对象。如以医院病例为研究对象，宜在多个医院选择对象，且最好有两个对照组，其中一个对照组来自社区一般人群，在队列研究中，最好也应设多种对照，以减少选择偏倚对结果的影响。

（3）严格掌握研究对象入选与排除的标准：所有纳入的研究对象能较好地代表其相应的总体。例如，病例对照一般可规定病例的入选原则为新发的确诊病例，以避免现患病例—新病例偏倚。在

笔记栏

实验性研究中,应严格按照随机分配的原则,将研究对象分组,使两组除所观察因素外应具有均衡性、可比性。应避免将志愿者分为一组,非志愿者分为另一组,病情轻者分在一组,病情重者分在另一组等情况的发生。

(4) 随机化原则:是消除选择偏倚最好的方法,其可以平衡掉各组可能影响疾病发生的因素,也平衡掉一些未知因素。

2. 信息偏倚的控制　　信息偏倚主要发生在病因研究的资料收集阶段。在资料收集过程中完全避免信息偏倚是不可能的,但可通过对调查表的严谨设计和对调查员的严格培训来提高资料在各比较组间的准确性和可靠性,以控制和减少偏倚的出现。

(1) 采用"盲法"收集信息:在调查中采用双盲设计,使调查人员和研究对象均不知晓分组情况,以避免诊断怀疑偏倚、暴露怀疑偏倚、报告偏倚等。对在调查过程仍有可能发生的信息偏倚如错误分类,则由于比较组间资料的准确度相似,即使发生错误分类,属于无差异错误分类的可能性较大,可应用上述校正方法,做出相应估计。

(2) 利用客观指标或客观方法收集资料:在研究中应尽量采用实验室检查结果,如研究对象的体格检查记录或诊疗记录等客观治疗信息来源。只能通过调查询问方法收集主观资料时,应尽量采用封闭式提问方式。条件许可时,收集资料时可包括一些"无关"的信息,以分散被调查者的注意力,减少主观因素的影响。

(3) 采用调查技巧避免回忆偏倚:在调查过程中要熟练掌握调查方法及相关调查指标、提高问题含义的准确性、扩大收集资料的范围,以减少主观因素的影响。

(4) 严格的质量控制:调查表的设计时,对所有调查内容、指标要规定明确、客观的标准,并力求量化所询问方式的调查内容。另外,还要对研究对象做好宣传、组织工作,以取得研究对象的密切合作。

3. 混杂偏倚的控制　　混杂偏倚主要发生在病因研究的设计阶段和资料分析阶段。

(1) 限制:如果认为某个或某些因素是可能的或已知的混杂因素,在设计过程中,可对研究对象的选择条件进行规定,但限制条件不宜太多。例如,研究冠心病与吸烟的关系时,年龄与性别可能是混杂因素,就规定本次调查仅限于 40～50 岁的男性居民。

(2) 配比:个体配比将每个指示病例选择一个或多个对照,该对照与病例具有某些相同的特征,如年龄、性别等,以达到清除混杂作用的目的。

(3) 随机化:一般用于实验性研究,其目的之一就是将混杂因素均匀地分配到各组中。

(4) 分层分析(stratification analysis):在对研究的因素与疾病的联系进行分析时,可首先按某个潜在的混杂因子进行分层分析。

(5) 多因素分析(multivariate analysis):当控制的混杂因素较多时,由于样本量的限制,分层分析不适应,此时可采用多因素分析,如 Logistic 回归、Cox 回归等。

(6) 标准化分析(standardization analysis):当比较两个率时,如果两组对象内部构成存在的差异足以影响结论,可用率的标准化加以校正,则这两个率可比,无偏倚,这种方法称为标准化。

知识拓展

Koch 学说创始人 Robert Koch(1843～1910),是德国医师和细菌学家,是世界病原细菌学的奠基人和开拓者。Koch 在病原细菌学方面做出了非凡的贡献,如第一次证明了一种特定的微生物引起一种特定疾病的原因、第一次分离出伤寒杆菌、第一次分离出结核病细菌、第一次发现了霍乱弧菌、第一次发明了蒸汽杀菌法、第一次发明了预防炭疽病的接种方法等,他对医学事业做出的开拓性贡献,使他在 1905 年获得诺贝尔生理学或医学奖,也使他成为在世界医学领域中令德国人无比骄傲的泰斗巨匠。

笔记栏

小 结

病因定义：那些能使人群发病概率升高的因素，就可以认为是病因，其中某个或多个
因素不存在时，人群疾病频率就会下降

1. 病因
   - 描述性研究（疾病分布）
   - 形成假设（Mill 法则）
   - 病因推断 — 分析性研究/实验性研究
   - （检验假设）
   - 因果推断

偏倚定义：在流行病学调查或推论过程中所获结论系统地偏离真实值，属于系统误差

2. 偏倚
   - 偏倚分类
     - 选择偏倚
     - 信息偏倚
     - 混杂偏倚

【思考题】

（1）请阐述因果推断的标准。

（2）在流行病学研究中如何控制选择偏倚？

（刘　星）

第七章

基本公共卫生服务

学习要点

- **掌握**：① 居民健康档案的基本概念和基本内容；② 健康档案的建立与管理；③ 儿童健康管理、孕产妇健康管理、老年人健康管理、精神疾病患者健康管理和结核病患者健康管理的内容；④ 健康教育的基本概念和基本方法。
- **熟悉**：① 居民健康档案的技术要求和考核；② 儿童健康管理、孕产妇健康管理、老年人健康管理、精神疾病患者健康管理和结核病患者健康管理的流程；③ 健康教育的技术。
- **了解**：① 计算机在社区居民健康档案管理中的意义；② 个体化健康教育模式。

第一节　居民健康档案管理

一、概述

(一) 基本概念

居民健康档案是对居民的健康状况及其发展变化,以及影响健康的有关因素和接受卫生保健服务过程进行系统化记录的文件,是社区医生掌握居民健康状况的基本工具,也是进行社区卫生服务管理的重要前提。2009 年 12 月,卫生部印发《关于规范城乡居民健康档案管理的指导意见》,对健康档案的概念进行了进一步的明确界定:"健康档案是医疗卫生机构为城乡居民提供医疗卫生服务过程中的规范记录,是以居民个人健康为核心、贯穿整个生命过程、涵盖各种健康相关因素的系统化文件记录。"这个概念高度概括了健康档案的建档主体、建档内容,明确了健康档案涵盖生命过程及健康因素的两个重要方面。

(二) 建立居民健康档案的目的和意义

健康档案是开展社区卫生服务的依据,是保障社区卫生服务工作的必备措施。以居民健康档案为基础的社区卫生服务,可以为居民提供连续性、综合性、协调性的高质量的基本卫生服务,满足社区居民基本卫生服务需求。居民健康档案是开展全科医疗的必需工具,是全科医生为患者做出正确的临床诊断、选择正确的治疗方法的重要基础。建立居民健康档案,在客观上为社区卫生规范化服务创造必要的条件,为首诊制、双向转诊制的实现奠定基础。通过分析健康档案,可以及时发现社区存在的卫生与健康问题,有针对性地调整社区卫生服务资源,增设服务项目,使社区卫生机构的人力、物力和财力得到合理利用,同时从健康档案中反映出来的居民健康状况、危险因素及卫生需求,也是法律行政管理机构制订区域卫生规划,进行卫生服务效果、效益评价的重要依据。

笔记栏

（三）居民健康档案的内容

2017 年 2 月，国家卫生和计划生育委员会印发的《国家基本公共卫生服务规范（第三版）》，对健康档案的主要内容做出了明确要求，包括个人基本信息、健康体检、重点人群健康管理记录和其他医疗卫生服务记录四个方面。个人基本信息包括姓名、性别等基础信息和既往史、家族史等基本健康信息；健康体检包括一般健康检查、生活方式、健康状况及疾病用药情况、健康评价等；重点人群健康管理记录包括国家基本公共卫律服务项目要求的 0～6 岁儿童、孕产妇、老年人、慢性疾病和严重精神疾病患者等各类重点人群的健康管理记录；其他医疗卫生服务记录包括上述记录之外的其他接诊、转诊、会诊记录等。

（四）居民健康档案的基本要求

1. 真实性　　健康档案是由各种原始资料组成的，这些原始资料应能真实地反映居民当时的健康状况，如实地记载居民的病情变化、治疗经过、康复状况等。

2. 完整性　　居民健康档案记录的内容必须完整。这种完整性一是体现在各种资料必须齐全，一份完整的健康档案应该包括个人、家庭和社区三个部分；二是所记录的内容必须完整，如居民个人健康档案应包括患者的就医背景、病情变化、评价结果、处理计划等。

3. 科学性　　居民健康档案作为医学信息资料，应按照医学科学的通用规范进行记录。

4. 连续性　　以问题为导向的记录方式及其使用的一些表格与传统的以疾病为导向的记录方式有显著区别。把居民的健康问题进行分类记录，每次患病的资料可以累加，从而保持资料的连续性。而且通过病情流程表，可以把健康问题的动态变化记录下来，这就是以问题为导向的记录方式。

5. 可用性　　一份理想的健康档案不应成为一叠被尘封在办公室里、长期储存起来的"死资料"，而应是保管简便、查找方便，这就需要健康档案的设计要科学、合理，记录格式要简洁、明了，文句描述要条理清晰并善于使用关键词、关键句。

二、健康档案建立、使用、保存和终止

（一）居民健康档案的建立

（1）辖区居民到乡镇卫生院、村卫生室、社区卫生服务中心（站）接受服务时，医务人员负责为其建立居民健康档案，并根据其主要健康问题和服务提供情况填写相应记录，同时为服务对象填写并发放居民健康档案信息卡。建立电子健康档案的地区，逐步为服务对象制作发放居民健康卡来替代居民健康档案信息卡，作为电子健康档案进行身份识别和调阅更新的凭证。

（2）居民健康档案应通过入户服务（调查）、疾病筛查、健康体检等多种方式，由乡镇卫生院、村卫生室、社区卫生服务中心（站）组织医务人员为居民建立。

（3）已建立居民电子健康档案信息系统的地区应由乡镇卫生院、村卫生室、社区卫生服务中心（站）通过上述方式为个人建立居民电子健康档案。并按照标准规范上传区域人口健康卫生信息平台，实现电子健康档案数据的规范上报。

（4）将医疗卫生服务过程中填写的健康档案相关记录表单，装入居民健康档案袋统一存放。居民电子健康档案的数据存放在电子健康档案数据中心。

（二）居民健康档案的使用

（1）已建档居民到乡镇卫生院、村卫生室、社区卫生服务中心（站）复诊时，在调取其健康档案后，由接诊医生根据复诊情况，及时更新、补充相应记录内容。

（2）入户开展医疗卫生服务时，应事先查阅服务对象的健康档案并携带相应表单，在服务过程中记录、补充相应内容。已建立电子健康档案信息系统的机构应同时更新电子健康档案。

（3）需要转诊、会诊的服务对象，应由接诊医生填写转诊、会诊记录。

（4）所有的服务记录由责任医务人员或档案管理人员统一汇总、及时归档。

笔记栏

（三）居民健康档案的保存和终止

（1）纸质健康档案应逐步过渡到电子健康档案、纸质和电子健康档案。健康档案管理单位（即居民死亡或失访前管理其健康档案的单位）参照现有规定中病历的保存年限、方式负责保存健康档案。

（2）居民健康档案的终止缘由包括死亡、迁出、失访等，均需记录日期。迁出辖区的居民还要记录迁往地点的基本情况、档案交接记录等。

第二节　儿童健康管理

一、服务对象和内容

辖区内居住的 0～6 岁儿童为儿童健康管理的对象。

服务内容有以下几种。

（一）新生儿家庭访视

新生儿出院后 1 周内，医务人员到新生儿家中进行家庭访视，同时进行产后访视。其目的是：① 了解出生时情况、预防接种情况，在开展新生儿疾病筛查的地区了解新生儿疾病筛查情况等；② 观察家居环境，重点询问和观察喂养、睡眠、大小便、黄疸、脐部情况、口腔发育等；③ 为新生儿测量体温、记录出生时体重、身长，进行体格检查，同时建立《0～6 岁儿童保健手册》。根据新生儿的具体情况，医务人员应有针对性地对家长进行母乳喂养、护理和常见疾病预防指导。如果发现新生儿未接种卡介苗和第一剂乙肝疫苗，提醒家长尽快补种。如果发现新生儿未接受新生儿疾病筛查，告知家长到具备筛查条件的医疗保健机构补筛。对于低出生体重、早产、双多胎或有出生缺陷的新生儿，医务人员应根据实际情况增加访视次数。

（二）新生儿满月健康管理

新生儿满 28 天后，结合接种乙肝疫苗第二针，在乡镇卫生院、社区卫生服务中心进行随访。重点询问和观察新生儿的喂养、睡眠、大小便、黄疸等情况，对其进行体重、身长测量和体格检查与发育评估。

（三）婴幼儿健康管理

满月后的随访服务均应在乡镇卫生院、社区卫生服务中心进行，偏远地区可在村卫生室、社区卫生服务站进行，时间分别为 3、6、8、12、18、24、30、36 月龄，共 8 次。有条件的地区，建议结合儿童预防接种时间增加随访次数。服务内容包括询问上次随访到本次随访之间的婴幼儿喂养、患病等情况，进行体格检查，做生长发育和心理行为发育评估，对家长进行母乳喂养、辅食添加、心理行为发育、意外伤害预防、口腔保健、中医保健、常见疾病防治等健康指导。在婴幼儿 6～8、18、30 月龄时分别进行一次血常规检测。在 6、12、24、36 月龄时使用听性行为观察法分别进行一次听力筛查。在每次进行预防接种前均要检查有无禁忌证，若无则体检结束后接受疫苗接种。

（四）学龄前儿童健康管理

学龄前儿童健康管理是指为 4～6 岁儿童每年提供一次健康管理服务。散居儿童的健康管理服务应在乡镇卫生院、社区卫生服务中心进行，集体儿童则可在托幼机构进行。服务内容包括询问上次随访到本次随访之间的膳食、患病等情况，进行体格检查，生长发育和心理行为发育评估，血常规检测和视力筛查，进行合理膳食、心理行为发育、意外伤害预防、口腔保健、中医保健、常见疾病防治等健康指导。在每次进行预防接种前均要检查有无禁忌证，若无则体检结束后接受疫苗接种。

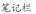

笔记栏

二、儿童健康管理服务要求

（1）开展儿童健康管理的乡镇卫生院、村卫生室和社区卫生服务中心（站）应当具备所需的基本设备和条件。

（2）从事儿童健康管理工作的人员（含乡村医生）应取得相应的执业资格，并接受过儿童保健专业技术培训，按照国家儿童保健有关规范的要求进行儿童健康管理。

（3）乡镇卫生院、村卫生室和社区卫生服务中心（站）应通过妇幼卫生网络、预防接种系统及日常医疗卫生服务等多种途径掌握辖区中的适龄儿童，并加强与托幼机构的联系，取得配合，做好儿童的健康管理。

（4）加强宣传，向儿童监护人告知服务内容，使更多的儿童家长愿意接受服务。

（5）儿童健康管理服务在时间上应与预防接种时间相结合。鼓励在儿童每次接受免疫规划范围内的预防接种时，对其进行体重、身长（高）测量，并提供健康指导服务。

（6）每次服务后及时记录相关信息，纳入儿童健康档案。

（7）积极应用中医药方法，为儿童提供生长发育与疾病预防等健康指导。

第三节　孕产妇健康管理

一、服务对象和内容

辖区内常住的孕产妇均为孕产妇健康管理和服务对象。

服务内容有以下几种。

（一）妊娠早期健康管理

妊娠 13 周前由孕妇居住地的乡镇卫生院、社区卫生服务中心建立《母子健康手册》，并进行第一次产前检查。医务人员应评估孕妇健康状况，开展妊娠早期生活方式、心理和营养保健指导，进行妊娠早期健康教育和指导。医务人员应根据检查结果填写第一次产前检查服务记录表，对具有妊娠危险因素和可能有妊娠禁忌证或严重并发症的孕妇，及时转诊到上级医疗卫生机构，并在两周内随访转诊结果。

（二）妊娠中期健康管理

医务人员应对妊娠中期孕妇（妊娠 16～20 周、21～24 周各一次）进行健康教育和指导，评估孕妇健康状况，通过检查识别需要做产前诊断和需要转诊的高危重点孕妇；对未发现异常的孕妇，除了进行妊娠期的生活方式、心理、运动和营养指导外，还应告知和督促孕妇进行预防出生缺陷的产前筛查和产前诊断；对发现有异常的孕妇，要及时转至上级医疗卫生机构；对出现危急征象的孕妇，要立即转至上级医疗卫生机构，并在 2 周内随访转诊结果。

（三）妊娠晚期健康管理

医务人员应对妊娠晚期孕妇（妊娠 28～36 周、37～40 周各一次）进行健康教育和指导，开展孕产妇自我监护方法、促进自然分娩、母乳喂养及妊娠期并发症、合并症防治的指导；对随访中发现的高危孕妇应根据就诊医疗卫生机构的建议督促其酌情增加随访次数，随访中若发现有高危情况，建议其及时转诊。

（四）产后访视

乡镇卫生院、村卫生室和社区卫生服务中心（站）在收到分娩医院转来的产妇分娩信息后应于产妇出院后一周内到产妇家中进行产后访视，进行产褥期健康管理，加强母乳喂养和新生儿护理指导，同时进行新生儿访视。

（五）产后 42 天健康检查

乡镇卫生院、社区卫生服务中心为正常产妇提供产后健康检查，异常产妇到原分娩医疗卫生机构进行健康检查，其包括对产妇进行一般体检、妇科检查、心理保健、性保健与避孕、预防生殖道感

笔记栏

染、纯母乳喂养 6 个月、产妇和婴幼营养等方面的指导，必要时进行辅助检查对产妇恢复情况进行评估。

二、孕产妇健康管理服务要求

（1）开展孕产妇健康管理的乡镇卫生院和社区卫生服务中心应当具备服务所需的基本设备和条件。

（2）按照国家孕产妇保健有关规范要求对孕产妇进行全程追踪与管理工作。从事孕产妇健康管理服务工作的人员应取得相应的执业资格，并接受过孕产妇保健专业技术培训。

（3）加强与村（居）委会、妇联相关部门的联系，掌握辖区内孕产妇人口信息。

（4）加强宣传，在基层医疗卫生机构公示免费服务内容，使更多的育龄妇女愿意接受服务，提高妊娠早期建册率。

（5）每次服务后及时记录相关信息，纳入孕产妇健康档案。

（6）积极运用中医药方法（如饮食起居、情志调摄、食疗药膳、产后康复等）开展妊娠期、产褥期、哺乳期保健服务。

（7）有助产技术服务资质的基层医疗卫生机构在妊娠中期和妊娠晚期对孕产妇各进行两次随访。没有助产技术服务资质的基层医疗卫生机构督促孕产妇前往有资质的机构进行相关随访。

第四节　老年人健康管理

一、服务对象和内容

辖区内 65 岁及以上常住居民为老年人健康服务和管理的对象。

每年为老年人提供一次健康管理服务，包括生活方式和健康状况评估、体格检查、辅助检查和健康指导。

（一）生活方式和健康状况评估

通过问诊及老年人健康状态自评了解其基本健康状况、体育锻炼、饮食、吸烟、饮酒、慢性疾病常见症状、既往所患疾病、治疗及目前用药和生活自理能力等情况。

（二）体格检查

体格检查包括体温、脉搏、呼吸、血压、身高、体重、腰围、皮肤、浅表淋巴结、肺部、心脏、腹部等常规体格检查，并对口腔、视力、听力和运动功能等进行粗测判断。

（三）辅助检查

辅助检查包括血常规、尿常规、肝功能（血清谷草转氨酶、血清谷丙转氨酶和总胆红素）、肾功能（血清肌酐和血尿素）、空腹血糖、血脂（总胆固醇、三酰甘油、低密度脂蛋白胆固醇、高密度脂蛋白胆固醇）、心电图和腹部 B 超（肝、胆、胰、脾）检查。

（四）健康指导

医务人员应告知评价结果并进行相应健康指导，对发现已确诊的原发性高血压和 2 型糖尿病等患者同时开展相应的慢性疾病患者健康管理；对患有其他疾病的（非高血压或糖尿病）患者应及时治疗或转诊；对发现有异常的老年人，建议其定期复查或向上级医疗机构转诊；进行健康生活方式及疫苗接种、骨质疏松预防、防跌倒措施、意外伤害预防和自救、认知和情感等健康指导；告知或预约下一次健康管理服务的时间。

二、老年人健康管理服务要求

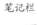

（1）开展老年人健康管理服务的乡镇卫生院和社区卫生服务中心应当具备服务内容所需的基

本设备和条件。

（2）加强与村（居）委会、派出所等相关部门的联系,掌握辖区内老年人口信息变化。加强宣传,告知服务内容,使更多的老年人愿意接受服务。

（3）每次健康检查后及时将相关信息记入健康档案。具体内容详见《居民健康档案管理服务规范》的健康体检表。对于已纳入相应慢性病健康管理的老年人,本次健康管理服务可作为一次随访服务。

（4）积极应用中医药方法为老年人提供养生保健、疾病防治等健康指导。

第五节　精神疾病患者管理

一、服务对象和内容

精神病患者健康服务和管理的对象为辖区内常住居民中诊断明确、在家居住的严重精神障碍患者,包括精神分裂症、分裂情感性障碍、偏执性精神病、双相情感障碍、癫痫所致精神障碍、精神发育迟滞伴发精神障碍。

服务内容有以下几种。

（一）患者信息管理

在将严重精神障碍患者纳入管理时,需由家属或原承担治疗任务的专业医疗卫生机构提供疾病诊疗相关信息,同时为患者进行一次全面评估,为其建立居民健康档案,并按照要求填写严重精神障碍患者个人信息补充表。

（二）随访评估

对应管理的严重精神障碍患者每年至少随访四次,每次随访应对患者进行危险性评估;检查患者的精神状况;询问和评估患者的躯体疾病、社会功能情况、用药情况及各项实验室检查结果等。其中,危险性评估分为六级。

0 级：无符合以下 1～5 级中的任何行为。1 级：口头威胁,喊叫,但没有打砸行为。2 级：打砸行为,局限在家里,针对财物,能被劝说制止。3 级：明显打砸行为,不分场合,针对财物,不能接受劝说而停止。4 级：持续打砸行为,不分场合,针对财物或人,不能接受劝说而停止(包括自伤、自杀)。5 级：持械针对人的任何暴力行为,或者纵火、爆炸等行为,无论在家里还是公共场合。

（三）分类干预

根据患者的危险性评估分级、社会功能状况、精神症状评估、自知力判断,以及患者是否存在药物不良反应或躯体疾病情况对患者进行分类干预。

1. 病情不稳定患者　　若患者危险性为 3～5 级或精神症状明显、自知力缺乏、有严重药物不良反应或严重躯体疾病,对症处理后立即转诊到上级医院。必要时报告当地公安部门,两周内了解其治疗情况。对于未能住院或转诊的患者,联系精神专科医师进行相应处置,并在居委会人员、民警的共同协助下,两周内随访。

2. 病情基本稳定患者　　若患者危险性为 1～2 级,或精神症状、自知力、社会功能状况至少有一方面较差,首先应判断是病情波动或药物疗效不佳,还是伴有药物不良反应或躯体症状恶化,分别采取在规定剂量范围内调整现用药物剂量和查找原因对症治疗的措施,两周时随访,处理后病情趋于稳定者,可维持目前治疗方案,3 个月时随访;未达到稳定者,应请精神专科医师进行技术指导,1 个月时随访。

3. 病情稳定患者　　若患者危险性为 0 级,且精神症状基本消失,自知力基本恢复,社会功能处于一般或良好,无严重药物不良反应,躯体疾病稳定,无其他异常,应继续执行上级医院制定的治

笔记栏

疗方案,3 个月时随访。

4. 每次随访根据患者病情的控制情况 对患者及其家属进行有针对性的健康教育和生活技能训练等方面的康复指导,对家属提供心理支持和帮助。

(四)健康体检

在患者病情许可的情况下,征得监护人和(或)患者本人同意后,每年进行一次健康检查,可与随访相结合。内容包括一般体格检查、血压、体重、血常规(含白细胞分类)、氨基转移酶、血糖、心电图。

二、精神疾病患者健康管理服务要求

(1) 配备接受过严重精神障碍管理培训的专(兼)职人员,开展本规范规定的健康管理工作。

(2) 与相关部门加强联系,及时为辖区内新发现的严重精神障碍患者建立健康档案并根据情况及时更新。

(3) 随访包括预约患者到门诊就诊、电话追踪和家庭访视等方式。

(4) 加强宣传,鼓励和帮助患者进行社会功能康复训练,指导患者参与社会活动,接受职业训练。

第六节 结核病患者健康管理

一、服务对象和内容

辖区内确诊的常住肺结核患者为健康管理的服务对象。

服务内容有以下几种。

(一)筛查及推介转诊

对辖区内前来就诊的居民或患者,如发现有慢性咳嗽、咳痰≥2 周,咯血、血痰,或发热、盗汗、胸痛或不明原因消瘦等肺结核可疑症状者,在鉴别诊断的基础上,填写"双向转诊单"。推荐其到结核病定点医疗机构进行结核病检查。1 周内进行电话随访,了解是否前去就诊,督促其及时就医。

(二)第一次入户随访

乡镇卫生院、村卫生室、社区卫生服务中心(站)接到上级专业机构管理肺结核患者的通知单后,要在 72 h 内访视患者,具体内容包括:

(1) 确定督导人员:督导人员优先为医务人员,也可为患者家属。若选择家属,则必须对家属进行培训,同时与患者确定服药地点和服药时间,按照化疗方案告知督导人员患者"肺结核患者治疗记录卡"或"耐多药肺结核患者服药卡"的填写方法、取药的时间和地点,提醒患者按时取药和复诊。

(2) 对患者的居住环境进行评估:让患者及家属做好防护工作,防止传染。

(3) 宣教:对患者及家属进行结核病防治知识宣传教育。

(4) 其他:告诉患者出现病情加重、严重不良反应、并发症等异常情况时,要及时就诊。

若 72 h 内两次访视均未见到患者,则将访视结果向上级专业机构报告。

(三)督导服药和随访管理

1. 督导服药 包括医务人员督导和家庭成员督导,医务人员督导即在患者服药日,患者在医务人员监督下服药。家庭成员督导即患者每次服药要在家属的监督下进行。

笔记栏

2. 随访管理

(1) 随访评估:由医务人员督导的患者,医务人员至少每月记录一次对患者的随访评估结果;

由家庭成员督导的患者,基层医疗卫生机构要在患者的强化期或注射期内每10天随访一次,继续期或非注射期内每个月随访一次。应评估是否存在危急情况,如有则紧急转诊,两周内主动随访转诊情况。对无须紧急转诊的,了解患者服药情况(包括服药是否规律,是否有不良反应),询问上次随访至此次随访期间的症状,询问其他疾病状况、用药史和生活方式。

(2)进行分类干预:对于能够按时服药,无不良反应的患者,则继续督导服药,并预约下一次随访时间;患者未按定点医疗机构的医嘱服药,要查明原因。若是不良反应引起的,则转诊;若其他原因,则要对患者强化健康教育。若患者漏服药次数超过一周及以上,要及时向上级专业机构进行报告;对出现药物不良反应、并发症或合并症的患者,要立即转诊,两周内随访;提醒并督促患者按时到定点医疗机构进行复诊。

(3)结案评估:当患者停止抗结核治疗后,要对其进行结案评估,包括:记录患者停止治疗的时间及原因;对其全程服药管理情况进行评估;收集和上报患者的"肺结核患者治疗记录卡"或"耐多药肺结核患者服药卡"。同时,将患者转诊至结核病定点医疗机构进行治疗转归评估,两周内进行电话随访,了解是否前去就诊及确诊结果。

二、结核病患者健康管理服务要求

(1)在农村地区,主要由村医开展肺结核患者的健康管理服务。

(2)肺结核患者健康管理医务人员需接受上级专业机构的培训和技术指导。

(3)患者服药后,督导人员按上级专业机构的要求,在患者服完药后在"肺结核患者治疗记录卡"或"耐多药肺结核患者服药卡"中记录服药情况。患者完成疗程后,要将"肺结核患者治疗记录卡"或"耐多药肺结核患者服药卡"交上级专业机构留存。

(4)提供服务后及时将相关信息记入"肺结核患者随访服务记录表",每月记入一次,存入患者的健康档案,并将该信息与上级专业机构共享。

(5)管理期间如发现患者从本辖区居住地迁出,要及时向上级专业机构报告。

第七节 健 康 教 育

一、健康教育概念

健康教育指的是通过信息传播和行为干预,帮助个体和群体掌握卫生保健知识,树立健康观念,自觉采纳有益于健康的行为和生活方式的教育活动和过程。其目的是减轻或消除影响健康的危险因素,预防疾病,增进健康,提高生活质量,可见,健康教育是一门通过改变行为来促进健康的科学。

二、健康教育的重要性

健康教育是公共卫生的重要组成部分,是疾病防治不可或缺的有效手段,是促进基本公共卫生服务逐步均等化的重要内容。2011年3月,《中华人民共和国国民经济和社会发展第十二个五年规划纲要》明确指出,"普及健康教育,实施国民健康行动计划"。健康教育是国家基本公共卫生服务项目之一,既是一项独立的服务内容,又是开展其他基本公共卫生服务项目的重要内容和方法,引领并贯穿于落实基本公共服务项目的全过程。面向社区居民开展健康教育是社区卫生服务职能的要求,是落实医药卫生体制改革的要求,是人民群众对健康需求的要求。国家基本公共卫生服务项目,主要通过乡镇卫生院、村卫生室和社区卫生服务中心(站)等城乡基层医疗卫生机构直接向辖区居民提供。基层医疗卫生机构开展健康教育对于提高社区居民健康素养、预防和控制社区疾病、提高社区居民健康知识和自我保健能力及社区精神文明建设具有重要意义。

笔记栏

三、健康教育的对象和内容

基层医疗卫生机构面向辖区全体居民开展健康教育,包括辖区内社区居民及辖区内机关、学校、企事业单位、服务行业的从业人员等在进行社区健康教育时,为了使健康教育的内容更加有针对性,可将社区居民分为四类,有针对性地开展健康教育。

(一)健康人群的健康教育

健康人群一般在社区占的比例最大,他们由各个年龄段的人群组成。这类人群中有些人可能最缺乏健康教育,也许会认为疾病距离他们太遥远而对健康教育持排斥态度。对于这类人群,健康教育主要侧重于卫生保健知识。其目的是帮助维持良好的生活方式并保持健康,远离疾病。同时,也提醒他们要对一些常见疾病的提高警惕,不要忽略疾病的预防及早期诊断。

(二)具有某些致病危险因素的高危人群的健康教育

所谓具有某些致病危险因素的高危人群,主要是指那些目前尚健康,但本身存在某些致病生物因素或不良行为及生活习惯的人群。致病的生物因素包括个体遗传因素、不良的行为及生活习惯。这类人群的健康教育应侧重于预防性健康教育。帮助他们掌握一些自我保健的技能,如乳腺癌的自我检查及一些疾病的早期自我监测等;或帮助他们自觉地纠正不良的行为及生活习惯,积极地消除致病隐患。

(三)患者群的健康教育

患者群包括各种急、慢性疾病的患者。这类人群一般来说对健康教育比较感兴趣,他们均不同程度地渴望早日摆脱疾病、恢复健康。因此,这三种患者的健康教育应侧重于康复知识的教育以帮助他们积极地配合治疗,自觉地进行康复锻炼,从而减少残障,加速康复。

(四)患者家属及照顾者的健康教育

患者家属及照顾者与患者接触时间最长,他们中部分人往往因长期护理而产生心理和躯体上的疲惫甚至厌倦。因此,对他们进行健康教育是十分必要的。这类人群的健康教育应侧重于养病知识、自我监测技能及家庭护理技能的教育。其目的是:一方面提高他们对家庭护理重要性的认识,坚定持续治疗和护理的信念,指导他们掌握家庭护理的基本技能,从而科学地护理、照顾患者;另一方面是指导他们掌握自我保健的知识和技能,以在照顾患者的同时维持和促进自身的身心健康。

四、健康教育的技术

(一)问卷调查

问卷调查是社区健康需求评估与健康教育活动效果评价中常用的技术,是指运用调查问卷的手段收集社区人群相关资料的方法。通常来讲,问卷调查的组织者首先要明确调查目的,即通过调查要了解的健康问题,根据调查目的和目标人群的特征设计,选择适宜的调查问卷,然后采用抽样或普查的方式确定调查对象,并通过询问、自填等方式让调查对象完成调查问卷的填写,最后收集、整理问卷的内容,并对调查的结果进行分析、总结。

(二)小组讨论

小组讨论是一种常见的健康教育实用技术,可以用在健康教育需求评估和健康教育效果评价中。小组讨论通常是针对需要解决的问题,召集目标人群6~8人分为一组,就某一专题进行讨论。在讨论过程中,参与人员应充分交流,表达自己的想法和建议。针对健康教育需求评估,小组讨论往往围绕某个健康问题,通过与社区居民深入探讨,进一步发现和明确社区居民的健康需求。

(三)人际交流技巧

人际交流也称为人际传播,是指人与人之间进行直接信息沟通的一种交流活动。这种交流主要是通过语言来完成,但也可以通过非语言的方式来进行,如动作、手势、表情、信号(包括文字和符号)等。人际交流技巧包括说话技巧、倾听技巧、提问技巧、观察技巧、反馈技巧和非语言传播技巧等方面。

(四)展示/演示/示范

开展健康教育讲座和个体化健康教育工作时,经常要向居民或患者展示/演示/示范健康教育

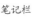

资料、物品、图片等,帮助他们掌握规范的操作步骤,学习健康行为技能。

五、个体化健康教育

个体化健康教育顾名思义就是通过对患者进行一对一的健康知识传播、生活方式干预从而达到预防疾病、控制疾病、治疗疾病目的的工作方法。个体化健康教育的对象主要是慢性非传染性疾病患者,同时包括其他一些常见病、多发病患者。其具体方式有两种:一是患者求诊时在门诊对患者进行个体化健康教育;另外一种就是随访时对患者进行个体化健康教育。

知识拓展

我国健康档案工作从无到有、从零散到系统、从纸质到电子化,主要经历了以下阶段:① 出现以疾病为导向、以单病种为主的健康记录。随着预防保健工作的开展,从 20 世纪 70 年代开始,我国就建立并开展儿童的计划免疫,妇幼保健,儿童和学生保健,建立职业卫生档案等工作。② 建档重点由单病种向不同人群过渡,并出现电子化萌芽。20 世纪 80 年代末,随着全科医学的引入和城市社区卫生服务的发展,健康档案的形式也随着现代信息技术的不断发展出现了“无纸化”趋势。③ 以健康为核心,贯穿整个生命阶段的电子化健康档案逐渐成形。自 1997 年《中共中央、国务院关于卫生改革与发展的决定》发布以来,作为社区卫生服务内容之一的健康档案工作也发展迅速,各省份均根据本省实施的健康档案的状况,设计了相应的居民健康档案的软件系统。在 2003 年全国社区卫生服务现况调查的 11 个省、自治区、直辖市的 708 个社区卫生服务机构中,有 85.5% 的社区卫生服务中心为居民建立了健康档案。

小　结

1. 基本公共卫生服务
- 居民健康档案管理:建立统一规范的居民健康档案,并及时更新,妥善保存和使用
- 儿童健康管理:辖区内 0～6 岁的儿童
- 孕产妇健康管理:辖区内居住的孕产妇
- 老年人健康管理:辖区内 65 岁及以上常住居民
- 精神疾病患者管理:辖区内常住居民中诊断明确、在家居住的严重精神障碍患者
- 结核病患者健康管理:辖区内确诊的常住肺结核患者

2. 健康教育的技术
- 问卷调查
- 小组讨论
- 人际交流技巧
- 展示/演示/示范

【思考题】
(1) 健康档案的概念是什么?
(2) 我国居民健康档案的内容包括哪些?
(3) 健康教育的概念和技术是什么?

笔记栏

(卢光玉)

第八章

突发公共卫生事件

学习要点

- **掌握**：① 突发公共卫生事件的概念；② 突发公共卫生事件的特点和分类。
- **熟悉**：① 突发公共卫生事件的分级；② 突发公共卫生事件的危害。
- **了解**：① 突发公共卫生事件的调查；② 突发公共卫生事件的应急处置。

突发公共卫生事件是指突然发生、造成或可能造成社会公众健康严重损害的重大传染病疫情和群体性不明原因疾病,还有重大食物和职业中毒及其他影响公众健康的事件。随着全球人口的不断增长和资源的不断耗竭,突发公共卫生事件的危害日显突出,引起世界各个国家的高度重视。我国先后颁布了突发公共卫生事件及其应急处理的相关条例和法律,包括《突发公共卫生事件应急条例》《国家突发公共卫生事件应急预案》《中华人民共和国国境卫生检疫法》《中华人民共和国传染病防治法》《中华人民共和国食品安全法》《国内交通卫生检疫条例》等。

第一节　突发公共卫生事件的性质及其危害

一、突发公共卫生事件的特点

1. **突发性**　突发公共卫生事件不易预测,突如其来。虽然突发公共卫生事件存在着发生征兆和预警的可能,但是往往很难对其做出准确的预测和识别;很多事件的发生甚至毫无征兆,难以做出能完全避免此类事件发生的应对措施。

2. **时间分布各异**　由自然原因引起的灾害,尤其是气象灾害的时间分布常呈现一定的季节性,如雪灾一般只发生在冬季。然而,人为原因导致的突发公共卫生事件的时间分布多无规律。

3. **地点分布各异**　不同性质的突发公共卫生事件的发生地点分布也不相同。例如,地震多发生于地壳板块交界处;职业事故多发生在安全保障不力的作业场所;流感的暴发易发生于任何社区。

4. **群体性**　突发公共卫生事件并非仅仅影响少数人的健康,而是波及广泛的社会群体,尤其对社会特殊人群如儿童、老人、妇女等的影响更加突出。

5. **社会危害严重**　突发公共卫生事件往往影响严重,常导致大量伤亡,影响人群的身心健康;还会破坏交通、通信等基础设施,造成巨大的财产损失甚至可扰乱社会稳定,影响到政治、经济、军事和文化等诸多领域;另外,如放射事故还会伴有严重的后期效应。

笔记栏

6. 综合性　突发公共卫生事件的发生和应急不仅是一个公共卫生问题,往往涉及社会的诸多方面,是一个社会问题。因此,突发公共卫生事件的应急处理必须由政府统一指挥,综合协调,还需要各有关方面甚至全社会通力协作,方能合理妥善处理,将危害降至最低。

二、突发公共卫生事件的分类

突发公共卫生事件有多种分类方法。根据《突发公共卫生事件应急条例》和定义,将突发公共卫生事件分为四类。

1. 重大传染病疫情　某种传染病在短时间内发生,波及范围广泛,出现大量的患者或死亡病例,其发病率远远超过常年的发病率水平的情况。

2. 群体性不明原因疾病　短时间内,某个相对集中的区域内相继出现具有共同临床表现的患者,且病例不断增加,范围不断扩大,又暂时不能明确诊断的疾病。例如,严重急性呼吸综合征〔(severe acute respiratory syndrome,SARS)即传染性非典型肺炎〕疫情发生之初,由于对病原方面认识不清,虽然知道这是一组同一症状的疾病,但对其发病机制、诊断标准、流行途径等认识不清,这便是群体性不明原因疾病的典型案例。随着科学研究的深入,才逐步认识到其病原体是由冠状病毒的一种变种引起的。

3. 重大食物中毒和职业中毒　包括中毒人数超过 30 人或出现死亡 1 例以上的饮用水和食物中毒,短期内发生 3 人以上或出现死亡 1 例以上的职业中毒。

4. 其他严重影响公众健康的事件　医源性感染暴发,药品或免疫接种引起的群体性反应和死亡事件,严重威胁或危害公众健康的水、环境、食品的污染事件,放射性、有毒有害化学性的机体性急性中毒时间,有潜在威胁的传染病动物宿主、媒介生物发生异常的事件,学生因意外事故自杀或他杀出现 1 例以上死亡及上级卫生行政部门临时规定的其他重大公共卫生事件。

三、突发公共卫生事件的分级

根据突发公共卫生事件的性质、危害程度、涉及范围,划分为特别重大(Ⅰ级)、重大(Ⅱ级)、较大(Ⅲ级)和一般(Ⅳ级)这四级。

1. 有下列情形之一的为特别重大突发公共卫生事件(Ⅰ级)

(1) 肺鼠疫、肺炭疽在大、中城市发生并有扩散趋势或肺鼠疫、肺炭疽疫情波及 2 个以上的省份,并有进一步扩散趋势。

(2) 发生严重急性呼吸综合征、人感染高致病性禽流感病例,并有扩散趋势。

(3) 涉及多个省份的群体性不明原因疾病,并有扩散趋势。

(4) 发生新传染病或我国尚未发现的传染病发生或传入,并有扩散趋势,或发现我国已消灭的传染病重新流行。

(5) 发生烈性病菌株、毒株、致病因子等丢失事件。

(6) 周边及与我国通航的国家和地区发生特大传染病疫情,并出现输入性病例,严重危及我国公共卫生安全的事件。

(7) 国务院卫生行政部门认定的其他特别重大突发公共卫生事件。

2. 有下列情形之一的为重大突发公共卫生事件(Ⅱ级)

(1) 在一个县(市)行政区域内,一个平均潜伏期内(6 天)发生 5 例以上肺鼠疫、肺炭疽病例,或者相关联的疫情波及 2 个以上的县(市)。

(2) 发生严重急性呼吸综合征、人感染高致病性禽流感疑似病例。

(3) 肺鼠疫发生流行,在一个市(地)行政区域内,一个平均潜伏期内多点连续发病 20 例以上,或流行范围波及 2 个以上市(地)。

(4) 霍乱在一个市(地)行政区域内流行,1 周内发病 30 例以上,或波及 2 个以上市(地),有扩散趋势。

(5) 乙、丙类传染病波及 2 个以上县(市),1 周内发病水平超过前 5 年同期平均发病水平 2 倍以上。

（6）我国尚未发现的传染病发生或传入，尚未造成扩散。

（7）发生群体性不明原因疾病，扩散到县（市）以外的地区。

（8）发生重大医源性感染事件。

（9）预防接种或群体预防性服药出现人员死亡。

（10）一次食物中毒人数超过 100 人并出现死亡病例，或出现 10 例以上死亡病例。

（11）一次发生急性职业中毒 50 人以上，或死亡 5 人以上。

（12）境内外隐匿运输、邮寄烈性生物病原体、生物毒素造成我境内人员感染或死亡的。

（13）省级以上人民政府卫生行政部门认定的其他重大突发公共卫生事件。

3．有下列情形之一的为较大突发公共卫生事件（Ⅲ级）

（1）发生肺鼠疫、肺炭疽病例，一个平均潜伏期内病例数未超过 5 例，流行范围在一个县（市）行政区域以内。

（2）肺鼠疫发生流行，在一个县（市）行政区域内，一个平均潜伏期内连续发病 10 例以上，或波及 2 个以上县（市）。

（3）霍乱在一个县（市）行政区域内发生，1 周内发病 10～29 例，或波及 2 个以上县（市），或市（地）级以上城市的市区首次发生。

（4）一周内在一个县（市）行政区域内，乙、丙类传染病发病水平超过前 5 年同期平均发病水平 1 倍以上。

（5）在一个县（市）行政区域内发现群体性不明原因疾病。

（6）一次食物中毒人数超过 100 人，或出现死亡病例。

（7）预防接种或群体预防性服药出现群体心因性反应或不良反应。

（8）一次发生急性职业中毒 10～49 人，或死亡 4 人以下。

（9）市（地）级以上人民政府卫生行政部门认定的其他较大突发公共卫生事件。

4．有下列情形之一的为一般突发公共卫生事件（Ⅳ级）

（1）肺鼠疫在一个县（市）行政区域内发生，一个平均潜伏期内病例数未超过 10 例。

（2）霍乱在一个县（市）行政区域内发生，1 周内发病 9 例以下。

（3）一次食物中毒人数 30～99 人，未出现死亡病例。

（4）一次发生急性职业中毒 9 人以下，未出现死亡病例。

（5）县级以上人民政府卫生行政部门认定的其他一般突发公共卫生事件。

四、突发公共卫生事件的主要危害

随着全球人口不断增多、环境污染情况不断加重，突发公共卫生事件的发生频率将越来越高；随着高新科学技术的应用和城市化步伐的加快，人类对外物的依赖程度日益增加，在突发公共卫生事件面前变得更加脆弱；因此，加强对突发公共卫生事件的研究意义深远。

1．人群健康和生命严重受损　　突发公共卫生事件对人类健康和生命构成严重威胁。据不完全统计，由自然灾害和人为事故所造成的死亡人数，居死因顺位的前 5 位。加上由疾病暴发引起的死亡，突发公共卫生事件导致的总死亡数，可列居死因顺位的前 3 位。另外，每年还有更多的人在各种突发公共卫生事件中致病、致伤和致残。

2．造成心理伤害　　突发公共卫生事件在伤害人类躯体的同时，也伤害了人类的心灵。灾难、事故的发生和疾病的暴发对受害者和旁观者的心理都是一种强烈的刺激。严重的突发公共卫生事件，会使许多人产生焦虑、神经症和抑郁等精神神经症状甚至会促成精神疾病的发生。

3．造成严重经济损失　　突发公共卫生事件可使一个地区、一个国家甚至全球的经济受到影响。处理突发公共卫生事件需要高额的医疗费用；伤亡和病患所造成的劳动力损失，也无形地阻碍了经济的发展；传染病暴发地区的畜牧业、水产业、旅游业等行业都可能受到严重影响，最终可能导

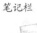
笔记栏

致经济瘫痪。

4. 对社会其他方面的影响　　突发公共卫生事件可以彻底摧毁居住的房屋,破坏基础设施,导致医疗机构无法提供正常的医疗服务,学校和其他公共场所也无法正常使用。最终使得社会秩序和居民的正常生活被打乱,阻碍社会的稳定和发展。

第二节　突发公共卫生事件风险评估与调查

流行病学调查是处理好某一具体突发公共卫生事件的关键,决定着后续工作的成败与否。根据突发公共卫生事件的性质采用的调查方法也不尽相同,调查手段、内容和侧重点也均存在差异。突发公共卫生事件发生时,常规的卫生监测系统往往被破坏无法正常工作,或者不能快捷地为决策提供依据,满足不了形势的需求。此时,卫生工作者只能从被动监测变为主动调查。暴发调查是突发公共卫生事件调查的基本形式之一,其一般程序有以下几步。

一、核实诊断,确证暴发

疾病暴发的信息最初可能来自基层医疗单位、流行病学监测点、疾病预防控制机构常规和紧急报告;或来自实验室、药房等地方;或可能首先由教师、居委会主任等人员发现。卫生工作者接到暴发信息后,必须仔细核查信息的真实性,排除被人为夸大和缩小的疫情,此时,可从三方面入手:① 尽快从各种渠道收集信息,将不同来源的信息进行比较;② 及时向发病单位主管卫生安全的领导、医生和卫生员等详细了解有关情况;③ 派遣经验丰富的公共卫生医师进行快速的现场访问,根据临床特征,结合实验室检查判断暴发信息的确凿性。

如认定暴发属实,接下来就要初步分析暴发的总体形势,分析疾病的性质和严重程度,分析暴发影响的范围、发患者数、受暴发威胁的人数。根据对形势的初步推断,紧急做好暴发控制准备和组织工作。如果经确认暴发信息不真实,应立即向公众澄清事实,以免引起不必要的恐慌。

二、准备和组织

组织现场调查,可以从以下几个方面入手。

1. 区域的确定和划分　　首先是明确调查的范围,将调查范围划分成多个区域,并确定重点调查区,每区安排一合适的调查队。

2. 人员选择　　现场调查队需要哪些专家和人员取决于资深卫生工作者对暴发做出的初步假设。调查队成员一般包括流行病学家、临床医师、微生物学家、环境卫生工作者、行政官员、毒理学家、昆虫学家、护士、专家助理、秘书、翻译和驾驶员等。

3. 统一领导指令　　虽然各调查队分开工作,但整个调查工作要协调统一。调查时必须成立强有力的领导团体,明确上下级关系,各调查队应在统一的领导下开展工作。

4. 物资筹备与后勤供应　　调查队必须在最短的时间内获得所有必需物资和持续稳定的后勤供应。所需物资主要包括交通工具、通信工具、冷链系统、救护装备、生活用品、防护设备(如防护服、手套、口罩和呼吸器等)、消毒器械、标本采集装置、各种药物和充足的现金等。

5. 实验室支持　　事先应通知权威或专业的实验室,确保实验室支持,安排好标本的采集和检测工作。

准备工作一旦完成,调查队员应立即奔赴现场。

三、现场调查

现场调查是暴发调查的核心,其主要内容和步骤有以下几个。

笔记栏

1. 安全预防　　调查者在检查传染性强的患者、尸体,或进行传染性强的个案调查时,首先应做好充分的安全防护,采取适宜的防护措施。若能有针对性地接种疫苗,往往卓有成效。

2. 病例发现　　在发现病例的过程中,诊断标准必须准确,否则将会夸大疫情或遗漏病例,病例应分为"确诊""假定""可疑"(或"疑似")不同等级,"原发"和"二代"不同水平。调查者可以通过医疗单位报告、各监测点报告、电话调查、逐户问卷、学校和工厂缺勤调查、访问医院等途径,尽可能多地查出受累者。患者和疑似患者发现后,应积极进行救治和隔离,并保护和密切观察与患者有密切接触者。

3. 采集标本　　血清学检测和病原体的分离,鉴定对于探明暴发的原因具有重要的意义,病原的查明有助于找到针对性的防治和控制措施,因此现场调查常常需要采集标本。标本的抽样应具有代表性,视疾病性质,可以患者的各种分泌物、血液、体液和组织为标本。若怀疑为同源感染,除从人群中抽取样本外,还应从节肢动物、脊椎动物、水、食物和环境等可疑来源中采样。标本获得后必须储存在低温、密闭、吸水性能好的特定工具盒内,装有传染性物质的包裹应用特殊标签注明,标本运输应严格执行法定程序。

4. 个案(例)调查　　即对单个疫源地或单个病家的调查,目的是调查暴发的"来龙去脉",了解病例是怎样被传染的,是否为输入性病例。调查患者的活动、饮水、饮食、动物接触和各种危险因素暴露,有利于发现可疑线索,提出最初的病因假设。

5. 探索传染源和传播途径(route of transmission)　　通过深入的卫生学调查,可以逐步探明此次暴发的传染源和传播途径。例如,鉴明发病时序,计算疾病的潜伏期,检测水源、食物和饮料的污染情况,监测环境卫生状况,分析气候变化,观察传媒动物和宿主动物的种群、密度和带菌率变化,对比各种试验性控制措施的效果,进行动物实验等。在调查的同时,应根据调查结果即时地修订或补充控制措施。

四、资料整理

在进行调查的过程中,应及时整理和分析最新收到的临床、现场和实验室资料。通过分析临床资料,描述疾病过程,计算疾病症状、体征的出现频率,计算后遗症发生率和死亡率;通过分析现场资料,计算各种罹患率,描述三间分布,绘制发病曲线,找出可疑危险因素;通过实验室资料分析,确定病原类型,计算人群感染率,计算隐性感染和显性感染所占的比重,评价危险人群的免疫水平。综合分析调查结果,结合既有的知识和经验,查明暴发的病原体、传染源和传播途径。据此采取综合的防制措施,则能尽快将疫情扑灭。

五、确认暴发终止

1. 人与人直接传播的疾病　　病原携带者全部治愈,度过一个最长潜伏期后,没有新病例发生,就可宣告暴发终止。

2. 共同来源的疾病　　污染源得到有效控制,病例不再增多,则认为暴发终止。

3. 节肢动物传播的疾病　　经过昆虫媒介的最长潜伏期和人类最长潜伏期总和后,无病例发生,表明暴发终止。

调查结束后,调查者应尽快将调查过程整理成书面材料,记录好暴发经过,调查步骤和所采取的控制措施及其效果,并分析此次调查的得失。最后将材料报上级机关存档备案,或著文发表推广工作经验。

笔记栏

第三节　突发公共卫生事件的应急处置

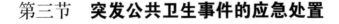

突发事件应对工作实行预防为主、预防与应急相结合的原则。国家建立重大突发事件风险评

估体系,对可能发生的突发事件进行综合性评估,减少重大突发事件的发生,最大限度地减轻重大突发事件的影响。《中华人民共和国突发事件应对法》对突发公共卫生事件的预防与应急准备、监测与预警、应急处置与救援和事后恢复与重建等都做了详细的规定。

一、预防与应急准备

（1）各级人民政府制订相应的突发事件应急预案

1）国务院制定国家突发事件总体应急预案,组织制定国家突发事件专项应急预案;国务院有关部门根据各自的职责和国务院相关应急预案,制定国家突发事件部门应急预案。

2）地方各级人民政府和县级以上地方各级人民政府有关部门根据有关法律、法规、规章、上级人民政府及其有关部门的应急预案及本地区的实际情况,制定相应的突发事件应急预案。

3）应急预案制定机关应当根据实际需要和情势变化,适时修订应急预案。应急预案的制定、修订程序由国务院规定。

（2）各级人民政府应对易引发突发公共卫生事件的危险源和危险区域进行登记

1）省级和设区的市级人民政府应当对本行政区域内容易引发特别重大、重大突发事件的危险源、危险区域进行调查、登记、风险评估,组织进行检查、监控,并责令有关单位采取安全防范措施。

2）县级人民政府应当对本行政区域内容易引发自然灾害、事故灾难和公共卫生事件的危险源、危险区域进行调查、登记、风险评估,定期进行检查、监控,并责令有关单位采取安全防范措施。县级人民政府及其有关部门、乡级人民政府、街道办事处、居民委员会、村民委员会还应当及时调解处理可能引发社会安全事件的矛盾纠纷。

3）县级以上地方各级人民政府按照本法规定登记的危险源、危险区域,应当按照国家规定及时向社会公布。

（3）各单位应当制订相应具体的应急预案

1）矿山、建筑施工单位和易燃易爆物品、危险化学品、放射性物品等危险物品的生产、经营、储运、使用单位,应当制订具体应急预案,并对生产经营场所、有危险物品的建筑物、构筑物及周边环境开展隐患排查,及时采取措施消除隐患,防止发生突发事件。

2）公共交通工具、公共场所和其他人员密集场所的经营单位或者管理单位应当制订具体应急预案,为交通工具和有关场所配备报警装置和必要的应急救援设备、设施,注明其使用方法,并显著标明安全撤离的通道、路线,保证安全通道、出口的畅通。

3）所有单位应当建立健全安全管理制度,定期检查本单位各项安全防范措施的落实情况,及时消除事故隐患;掌握并及时处理本单位存在的可能引发社会安全事件的问题,防止矛盾激化和事态扩大;对本单位可能发生的突发事件和采取安全防范措施的情况,应当按照规定及时向所在地人民政府或者人民政府有关部门报告。

（4）各级人民政府应对处置突发事件职责的工作人员定期进行培训,整合应急资源:县级以上人民政府应当建立健全突发事件应急管理培训制度,对人民政府及其有关部门负有处置突发事件职责的工作人员定期进行培训。同时,应当整合应急资源,建立或者确定综合性应急救援队伍。人民政府有关部门可以根据实际需要设立专业应急救援队伍。县级以上人民政府及其有关部门还可以建立由成年志愿者组成的应急救援队伍。单位应当建立由本单位职工组成的专职或者兼职应急救援队伍。另外,县级以上人民政府应当加强专业应急救援队伍与非专业应急救援队伍的合作,联合培训、联合演练,提高合成应急、协同应急的能力。

（5）应定期组织开展应急知识的宣传普及活动和必要的应急演练:县级人民政府及其有关部门、乡级人民政府、街道办事处应当组织开展应急知识的宣传普及活动和必要的应急演练。居民委员会、村民委员会、企业事业单位应当根据所在地人民政府的要求,结合各自的实际情况,开展有关突发事件应急知识的宣传普及活动和必要的应急演练。新闻媒体应当无偿开展突发事件预防与应急、自救与互救知识的公益宣传。

笔记栏

各级各类学校应当把应急知识教育纳入教学内容,对学生进行应急知识教育,培养学生的安全意识和自救、互救能力。教育主管部门应当对学校开展的应急知识教育进行指导和监督。

(6)建立健全应急保障制度:国务院和县级以上地方各级人民政府应当采取财政措施,保障突发事件应对工作所需经费。国家建立健全应急物资储备保障制度,完善重要应急物资的监管、生产、储备、调拨和紧急配送体系。设区的市级以上人民政府和突发事件易发、多发地区的县级人民政府应当建立应急救援物资、生活必需品和应急处置装备的储备制度。县级以上地方各级人民政府应当根据本地区的实际情况,与有关企业签订协议,保障应急救援物资、生活必需品和应急处置装备的生产、供给。

国家建立健全应急通信保障体系,完善公用通信网,建立有线与无线相结合、基础电信网络与机动通信系统相配套的应急通信系统,确保突发事件应对工作的通信畅通。

(7)国家鼓励、扶持具备相应条件的教学科研机构培养应急管理专门人才,鼓励、扶持教学科研机构和有关企业研究开发用于突发事件预防、监测、预警、应急处置与救援的新技术、新设备和新工具。

二、监测与预警

1. 建立全国统一的突发事件信息系统   县级以上地方各级人民政府应当建立或者确定本地区统一的突发事件信息系统,汇集、储存、分析、传输有关突发事件的信息,并与上级人民政府及其有关部门、下级人民政府及其有关部门、专业机构和监测网点的突发事件信息系统实现互联互通,加强跨部门、跨地区的信息交流与情报合作。

地方各级人民政府应当按照国家有关规定向上级人民政府报送突发事件信息。县级以上人民政府有关主管部门应当向本级人民政府相关部门通报突发事件信息。专业机构、监测网点和信息报告员应当及时向所在地人民政府及其有关主管部门报告突发事件信息。有关单位和人员在报送、报告突发事件信息时,应当做到及时、客观、真实,不得迟报、谎报、瞒报、漏报。

县级以上地方各级人民政府应当及时汇总分析突发事件隐患和预警信息,必要时组织相关部门、专业技术人员、专家学者进行会商,对发生突发事件的可能性及其可能造成的影响进行评估;认为可能发生重大或者特别重大突发事件的,应当立即向上级人民政府报告,并向上级人民政府有关部门、当地驻军和可能受到危害的毗邻或者相关地区的人民政府通报。

2. 建立健全突发事件监测制度   县级以上人民政府及其有关部门应当根据自然灾害、事故灾难和公共卫生事件的种类和特点,建立健全基础信息数据库,完善监测网络,划分监测区域,确定监测点,明确监测项目,提供必要的设备、设施,配备专职或者兼职人员,对可能发生的突发事件进行监测。

3. 国家建立健全突发事件预警制度   可以预警的自然灾害、事故灾难和公共卫生事件,按照突发事件发生的紧急程度、发展势态和可能造成的危害程度分为一级、二级、三级和四级,分别用红色、橙色、黄色和蓝色标示,一级为最高级别。预警级别的划分标准由国务院或者国务院确定的部门制定。

(1)可以预警的自然灾害、事故灾难或者公共卫生事件即将发生或者发生的可能性增大时,县级以上地方各级人民政府应当根据有关法律、行政法规和国务院规定的权限和程序,发布相应级别的警报,决定并宣布有关地区进入预警期,同时向上一级人民政府报告,必要时可以越级上报,并向当地驻军和可能受到危害的毗邻或者相关地区的人民政府通报。

(2)发布三级、四级警报,宣布进入预警期后,县级以上地方各级人民政府应当根据即将发生的突发事件的特点和可能造成的危害,采取下列措施:① 启动应急预案;② 责令有关部门、专业机构、监测网点和负有特定职责的人员及时收集、报告有关信息,向社会公布反映突发事件信息的渠道,加强对突发事件发生、发展情况的监测、预报和预警工作;③ 组织有关部门和机构、专业技术人员、有关专家学者,随时对突发事件信息进行分析评估,预测发生突发事件可能性的大小、影响范围和强度及可能发生的突发事件的级别;④ 定时向社会发布与公众有关的突发事件预测信息和分析评估结果,并对相关信息的报道工作进行管理;⑤ 及时按照有关规定向社会发布可能受到突发事件危害的警告,宣传避免、减轻危害的常识,公布咨询电话。

(3)发布一级、二级警报,宣布进入预警期后,县级以上地方各级人民政府除采取本法第四十四条规定的措施外,还应当针对即将发生的突发事件的特点和可能造成的危害,采取下列一项或者多项措施:① 责令应急救援队伍、负有特定职责的人员进入待命状态,并动员后备人员做好参加应急救援和处置工作的准备;② 调集应急救援所需物资、设备、工具,准备应急设施和避难场所,并确保其处于良好状态、随时可以投入正常使用;③ 加强对重点单位、重要部位和重要基础设施的安全保卫,维护社会治安秩序;④ 取必要措施,确保交通、通信、供水、排水、供电、供气、供热等公共设施的安全和正常运行;⑤ 及时向社会发布有关采取特定措施避免或者减轻危害的建议、劝告;⑥ 转移、疏散或者撤离易受突发事件危害的人员并予以妥善安置,转移重要财产;⑦ 关闭或者限制使用易受突发事件危害的场所,控制或者限制容易导致危害扩大的公共场所的活动;⑧ 法律、法规、规章规定的其他必要的防范性、保护性措施。

(4)对即将发生或者已经发生的社会安全事件,县级以上地方各级人民政府及其有关主管部门应当按照规定向上一级人民政府及其有关主管部门报告,必要时可以越级上报。

有事实证明不可能发生突发事件或者危险已经解除的,发布警报的人民政府应当立即宣布解除警报,终止预警期,并解除已经采取的有关措施。

三、应急处置与救援

突发事件发生后,履行统一领导职责或者组织处置突发事件的人民政府应当针对其性质、特点和危害程度,立即组织有关部门,调动应急救援队伍和社会力量,依照有关法律、法规、规章的规定采取应急处置措施。

(1)自然灾害、事故灾难或者公共卫生事件发生后,履行统一领导职责的人民政府可以采取下列一项或者多项应急处置措施。

1)组织营救和救治受害人员,疏散、撤离并妥善安置受到威胁的人员及采取其他救助措施。

2)迅速控制危险源,标明危险区域,封锁危险场所,划定警戒区,实行交通管制及其他控制措施。

3)立即抢修被损坏的交通、通信、供水、排水、供电、供气、供热等公共设施,向受到危害的人员提供避难场所和生活必需品,实施医疗救护和卫生防疫及其他保障措施。

4)禁止或者限制使用有关设备、设施,关闭或者限制使用有关场所,中止人员密集的活动或者可能导致危害扩大的生产经营活动及采取其他保护措施。

5)启用本级人民政府设置的财政预备费和储备的应急救援物资,必要时调用其他急需物资、设备、设施、工具。

6)组织公民参加应急救援和处置工作,要求具有特定专长的人员提供服务。

7)保障食品、饮用水、燃料等基本生活必需品的供应。

8)依法从严惩处囤积居奇、哄抬物价、制假售假等扰乱市场秩序的行为,稳定市场价格,维护市场秩序。

9)依法从严惩处哄抢财物、干扰破坏应急处置工作等扰乱社会秩序的行为,维护社会治安。

10)采取防止发生次生、衍生事件的必要措施。

(2)社会安全事件发生后,组织处置工作的人民政府应当立即组织有关部门并由公安机关针对事件的性质和特点,依照有关法律、行政法规和国家其他有关规定,采取下列一项或者多项应急处置措施。

1)强制隔离使用器械相互对抗或者以暴力行为参与冲突的当事人,妥善解决现场纠纷和争端,控制事态发展。

笔记栏

2）对特定区域内的建筑物、交通工具、设备、设施及燃料、燃气、电力、水的供应进行控制。

3）封锁有关场所、道路，查验现场人员的身份证件，限制有关公共场所内的活动。

4）加强对易受冲击的核心机关和单位的警卫，在国家机关、军事机关、国家通讯社、广播电台、电视台、外国驻华使领馆等单位附近设置临时警戒线。

5）法律、行政法规和国务院规定的其他必要措施。

严重危害社会治安秩序的事件发生时，公安机关应当立即依法出动警力，根据现场情况依法采取相应的强制性措施，尽快使社会秩序恢复正常。

（3）发生突发事件，严重影响国民经济正常运行时，国务院或者国务院授权的有关主管部门可以采取保障、控制等必要的应急措施，保障人民群众的基本生活需要，最大限度地减轻突发事件的影响。

1）履行统一领导职责或者组织处置突发事件的人民政府，必要时可以向单位和个人征用应急救援所需设备、设施、场地、交通工具和其他物资，请求其他地方人民政府提供人力、物力、财力或者技术支援，要求生产、供应生活必需品和应急救援物资的企业组织生产、保证供给，要求提供医疗、交通等公共服务的组织提供相应的服务。同时，应当组织协调运输经营单位，优先运送处置突发事件所需物资、设备、工具、应急救援人员和受到突发事件危害的人员。

2）受到自然灾害危害或者发生事故灾难、公共卫生事件的单位，应当立即组织本单位应急救援队伍和工作人员营救受害人员，疏散、撤离、安置受到威胁的人员，控制危险源，标明危险区域，封锁危险场所，并采取其他防止危害扩大的必要措施，同时向所在地县级人民政府报告；对因本单位的问题引发的或者主体是本单位人员的社会安全事件，有关单位应当按照规定上报情况，并迅速派出负责人赶赴现场开展劝解、疏导工作。

（4）突发事件发生地的公民应当服从人民政府、居民委员会、村民委员会或者所属单位的指挥和安排，配合人民政府采取的应急处置措施，积极参加应急救援工作，协助维护社会秩序。

四、事后恢复与重建

突发事件的威胁和危害得到控制或者消除后，履行统一领导职责或者组织处置突发事件的人民政府应当停止执行应急处置措施，突发事件应急处置工作结束后，履行统一领导职责的人民政府应当立即组织对突发事件造成的损失进行评估，组织受影响地区尽快恢复生产、生活、工作和社会秩序，制订恢复重建计划，并向上一级人民政府报告。

受突发事件影响地区的人民政府应当及时组织和协调公安、交通、铁路、民航、邮电、建设等有关部门恢复社会治安秩序，尽快修复被损坏的交通、通信、供水、排水、供电、供气、供热等公共设施。同时采取或者继续实施必要措施，防止发生自然灾害、事故灾难、公共卫生事件的次生、衍生事件或者重新引发社会安全事件。

知识拓展

近年来，突发公共卫生事件有严重急性呼吸综合征、禽流感、甲型 H1N1 流感等。

小　结

笔记栏

1. 定义：突然发生、造成或可能造成社会公众健康严重损害的重大传染病疫情、群体性不明原因疾病、重大食物和职业中毒及其他影响公众健康的事件。

2. 特点
- 突发性
- 时间分布各异
- 群体性
- 社会危害严重
- 综合性

3. 分类
- 重大传染病疫情
- 群体性不明原因疾病
- 重大食物中毒和职业中毒
- 其他严重影响公众健康的事件

4. 调查
- 快速收集资料
- 卫生评估
- 深入调查

【思考题】

（1）请解释什么是突发公共卫生事件。
（2）请简述突发公共卫生事件分类。

（刘　星）

笔记栏

第九章

常见疾病预防与控制

传染病肆虐人类的历史长达数千年之久，是对人类危害最大的一类疾病，随着人类社会的进步、经济发展和人们生活水平的提高、医药科学的发展、抗生素和疫苗的应用，传染病的发病率和死亡率逐渐下降，传染病对人类生存和健康的威胁日益减轻，而慢性非传染性疾病的发病率和死亡率逐年增高，疾病的防治重点已由传染病逐渐向慢性非传染性疾病过渡和转移。然而，随着全球化、世界化进程的加快，近年来全球传染病发病率又呈现回升趋势，传染病的暴发流行事件不断。预防为主是我国的基本卫生工作方针，也是世界上大多数国家卫生工作重点。

第一节　传染病预防与控制

一、传染病流行条件

传染病在人群中流行的过程，即病原体从感染者排出，经过一定的传播途径，侵入易感者机体而形成新的感染，并不断发生、发展的过程。传染病在人群中发生流行的过程需要三个基本条件，也称三个环节，即传染源、传播途径和易感人群。这三个环节相互依赖、相互联系，缺少其中任何一个环节，传染病的流行就不会发生。此外，传染病的流行强度还受自然因素和社会因素的制约。

1. **传染源**　是指体内有病原体生存、繁殖并能排出病原体的人或动物，包括传染病的患者、病原携带者和受感染的动物。

2. **传播途径**　是指病原体从传染源排出体外后，侵入新的易感宿主前，在外界环境中所经历的全过程。传染病可通过一种或多种途径传播，传播途径可分为以下几种。

(1) 经空气传播（airborne transmission）：空气传播是呼吸系统传染病的主要传播方式，具有传播广泛、发病率高、冬春季节高发、居住拥挤及人口密度大地区高发等特点。经空气传播包括经飞沫、飞沫核和尘埃三种方式。

1) 经飞沫传播（droplet transmission）：患者在呼气、喷嚏、咳嗽时将含有大量病原体的飞沫经口鼻排入环境,大的飞沫降落到地面或物体表面,小的飞沫在空气中短暂停留,局限于传染源周围。因此,经飞沫传播只累及传染源周围的密切接触者。此种传播方式在一些人群密集的公共场所如车站、学校、公共交通工具等较易发生。对环境抵抗力较弱的流感病毒、脑膜炎双球菌、百日咳杆菌等常经此种方式传播。

2) 经飞沫核传播(droplet nucleus transmission):飞沫核是飞沫在空气中失去水分后由剩下的蛋白质和病原体组成,以气溶胶等形式可以漂流到远处,在空气中存留的时间较长。一些耐干燥的病原体如白喉杆菌、结核杆菌等可以此方式传播。

3) 经尘埃传播(dust transmission):含有病原体的较大的飞沫或分泌物落在地面,干燥后形成尘埃,易感者吸入后即可感染。凡对外界抵抗力较强的病原体,如结核杆菌和炭疽杆菌芽孢,均可以此种方式传播。

(2) 经水传播(water-borne transmission):一般肠道传染病经此途径传播,包括饮用水传播和接触疫水传播两种方式。水源被污染的情况可由自来水管网破损、污水渗入引致,也可因患者粪便、污物污染水源所致,恐怖主义对饮用水水源的故意污染同样值得警惕。

(3) 经食物传播(food-borne transmission):是肠道传染病、某些寄生虫病、少数呼吸系统疾病传播的主要方式。食物是病原微生物生存的良好环境,在食物生产、加工、运输、储存及销售的各个环节均可能被病原体微生物污染,其中以鱼、肉类及乳制品最易受污染。受感染的动物食品,如果未经煮熟或消毒就食用便可引起感染。例如,1988年1~3月上海市甲型肝炎大流行,约30万人感染甲型肝炎病毒,其原因就是人们生吃或者半生吃被甲型肝炎病毒污染的毛蚶。

(4) 经接触传播(contact transmission):通常分为直接接触传播(direct contact transmission)和间接接触传播(indirect contact transmission)两种。直接接触传播是指没有外界因素参与,易感者与传染源直接接触而导致的传播,如性病、狂犬病等的传播。间接接触传播是指易感者接触了被传染源的排泄物或分泌物污染的日常生活物品,如毛巾、餐具、门把手等所造成的传播,故将此种传播方式又称为日常生活接触传播。许多肠道传染病、体表传染病及某些人兽共患病均可通过间接接触传播。间接接触传播多以散发为主,但可形成家庭及同住者间的传播;在卫生条件较差的地方及卫生习惯不良的人群中发病较多;加强对传染源的管理及严格消毒制度后,可减少病例的发生。

(5) 经土壤传播(soil-borne transmission):经土壤传播的疾病主要是一些肠道寄生虫(如蛔虫、钩虫)及能形成芽孢的细菌(破伤风、炭疽)所致的感染。因为,寄生虫卵从宿主排出后,需在土壤中发育一段时间才具有感染能力;细菌产生的芽孢在土壤中,当破损的皮肤与之接触即能造成感染。

(6) 经节肢动物传播(arthropod-borne transmission):又称虫媒传播(vector transmission),是以节肢动物作为传播媒介而造成的感染,其包括机械携带(mechanical vector)和生物性传播(biological vector)两种方式。机械携带肠道传染病的病原体,如伤寒、痢疾等可在苍蝇、蟑螂等动物体表和体内生存数天。节肢动物通过接触、反吐和粪便将病原体排出体外,污染食物或餐具,从而感染接触者。生物性传播是指吸血节肢动物通过叮咬血液中带有病原体的感染者,将病原体吸入体内,然后再叮咬易感者,造成易感者感染。病原体在节肢动物体内发育、繁殖,经过一段时间的繁殖或完成其生活周期中的某阶段后,节肢动物才具有传染性。此种传播方式具有生物学的特异性,其特点是一种病原体只能通过一定种属的节肢动物媒介进行传播,如按蚊传播疟疾。

(7) 医源性感染(nosocomial transmission):在医疗工作中,由于未能严格执行规章制度和操作规程,人为地造成某些传染病的传播。医源性传播可分为两类:一是易感者在接受检查或治疗时由污染的器械导致的疾病的传播;二是由于输血或所使用的生物制品和药品遭受污染而造成的传播,如患者在输血时感染乙型肝炎或艾滋病等。

(8) 垂直传播(vertical transmission):是指病原体通过胎盘、上行性感染或分娩时感染,从母体传给子代的传播,又称为母婴传播。

3. 人群易感性(herd susceptibility)　　是指人群作为一个整体对某种传染病的易感程度。人群易感性高低取决于该人群中易感个体所占的比例。与人群易感性相对应的是群体免疫力（herd immunity），即人群对传染病病原体的侵入和传播的抵抗力，可以用人群中有免疫力人口占总人口的比例来反映。当群体免疫力高时，可使传染病的发病率大大降低。因为具有免疫力的人除本身不发病外，还能对易感者起到屏障保护作用。当人群中的免疫个体足够多时，甚至可以中止传染病的流行。

二、传染病预防与控制措施

传染病的预防就是要在疫情尚未出现前，针对可能暴露于病原体并发生感染的易感人群采取措施。传染病的预防措施包括健康教育、传染病监测和报告及针对传染源、传播途径和易感人群的多种措施。

（一）健康教育

健康教育可以通过改变人们的不良卫生习惯和行为来切断传染病的传播途径。健康教育的形式多种多样，可通过大众媒体、专业讲座和各种有针对性的方式来使不同教育背景的人群获得相关传染病的预防知识。健康教育对传染病预防的成效显著，如安全性行为知识教育与艾滋病预防；饭前便后洗手与肠道传染病预防等。健康教育是一种低成本高效果的传染病防治办法。

（二）加强传染病监测和报告

传染病监测内容包括传染病的发病、死亡，病原体的型别、特性，宿主的种类、分布和病原携带状况，人群免疫水平和人口资料等。我国传染病监测包括常规报告和哨点监测。目前，我国常规报告覆盖了甲、乙、丙三类共39种法定报告传染病（表9-1）。国家还设立了上百个艾滋病和流感的监测哨点。

表9-1　法定报告传染病

甲类（2种）	鼠疫、霍乱
乙类（26种）	严重急性呼吸综合征、结核病、艾滋病、病毒性肝炎、脊髓灰质炎、人感染H7N9禽流感、人感染高致病性禽流感、麻疹、流行性出血热、狂犬病、流行性乙型脑炎、登革热、炭疽、伤寒和副伤寒、细菌性和阿米巴性痢疾、流行性脑脊髓膜炎、百日咳、白喉、新生儿破伤风、猩红热、布鲁氏菌病、淋病、梅毒、钩端螺旋体病、血吸虫病、疟疾
丙类（11类）	流行性感冒、手足口病、流行性腮腺炎、风疹、急性出血性结膜炎、麻风病、流行性和地方性斑疹伤寒、黑热病、包虫病、丝虫病，除霍乱、细菌性和阿米巴性痢疾、伤寒和副伤寒以外的感染性腹泻病

（三）针对传染源的措施

1. 对患者的措施　　对患者做到早发现、早诊断、早报告、早隔离、早治疗。对确诊的患者或可疑传染病者，应按传染病防治法的规定实行分级管理。只有尽快管理传染源，才能防止传染病在人群中的传播蔓延。

2. 对病原携带者的措施　　对病原携带者应做好登记、管理和随访，直至病原体检测2~3次阴性后。从事饮食行业、托幼机构等特殊行业的病原携带者须暂时离开工作岗位。艾滋病、乙型和丙型肝炎、疟疾病原携带者严禁献血。

（四）针对传播途径的措施

不同传染病因传播途径不同，所采取的措施各异。例如，肠道传染病通过粪便污染环境，因此应加强对患者排泄物、垃圾、污水及被污染的物品和周围环境等消毒处理；呼吸道传染病通过空气传播，因此须采取空气消毒法、通风及个人戴口罩等防护措施；艾滋病可通过性活动和注射器传播，因此应大力推荐使用安全套，杜绝吸毒和共用注射器；杀虫是防制虫媒传染病传播的有效措施。此外，保护水源、提供安全饮用水、改善居民居住环境、加强粪便管理和垃圾管理、加强食品卫生监督和管理等，都有助于从根本上杜绝传染病的发生和传播。

（五）针对易感人群的措施

在传染病流行前，可以通过预防接种提高机体免疫力，降低人群对传染病的易感性。免疫接种是预防和控制具有有效疫苗免疫的传染病的重要措施。实践证明,全球消灭天花、脊髓灰质炎活动的基础就是开展全面、有效的人群免疫。许多其他传染病,如麻疹、白喉、百日咳、破伤风、乙型肝炎等,都可通过人群大规模免疫接种来控制流行,或将发病率降至相当低的水平。

在传染病流行中,可以通过药物预防和采取一些个人防护措施保护易感人群免受病原体侵袭和感染。例如,虫媒传染病流行时应使用防护蚊帐。对接触传染病患者的医务人员和实验室工作人员应严格操作规程,配置和使用必要的个人防护用品,如戴口罩、手套、鞋套等。

(六)传染病暴发、流行时的紧急措施

传染病防治法规定,在有传染病暴发、流行时,当地政府应立即组织力量积极防治,报经上一级政府批准决定后,可采取下列紧急措施:限制或停止集市、集会、影剧院演出或其他人群聚集活动;停工、停业、停课;临时征用房屋、交通工具;封闭被传染病病原体污染的场所和公共饮用水源,进行饮水消毒、禁止食用可疑食物、捕杀动物传染源和应急接种等。

第二节 慢性非传染性疾病预防与控制

一、慢性非传染性疾病概况

慢性非传染性疾病,常简称为慢性疾病,是遗传、生理、环境和行为因素综合作用的结果而产生的一类疾病的总称。非传染性疾病每年导致全球 4 000 万人死亡,占全球总死亡人数的 70%。每年约 1 700 万例非传染性疾病死亡发生在 70 岁之前,其中 87% 发生在中低收入国家。心血管疾病引起的非传染性疾病死亡人数最多(1 770 万),其次是癌症(880 万)、呼吸系统疾病(390 万)及糖尿病(160 万)。这四类疾病占所有非传染性疾病死亡的 81%。

我国慢性非传染性疾病流行情况非常严重,发病患者数多,发展速度惊人。我国有慢性疾病患者 2.9 亿,高血压现患人数已 2.7 亿以上,慢性阻塞性肺疾病患者 2 000 万,脑卒中患者至少 700 万,心肌梗死患者 250 万,心力衰竭患者 450 万,肺源性心脏病患者 500 万,糖尿病患者 9 240 万。每年新发病例:肿瘤 160 万,脑卒中 150 万,冠心病 75 万。2012 年全国 18 岁及以上成人高血压患病率为 25.2%,糖尿病患病率为 9.7%,与 2002 年相比,患病率呈上升趋势。40 岁及以上人群慢性阻塞性肺疾病患病率为 9.9%。根据 2013 年全国肿瘤登记结果分析,我国癌症发病率为 235/10 万,肺癌和乳腺癌分别居男、女性发病首位,十年来癌症发病率呈上升趋势。慢性非传染性疾病已经成为主要死因。2012 年全国居民慢性疾病死亡率为 533/10 万,占总死亡人数的 86.6%。心脑血管疾病、癌症和慢性呼吸系统疾病为主要死因,占总死亡人数的 79.4%,其中心脑血管疾病死亡率为 271.8/10 万,癌症死亡率为 144.3/10 万,慢性呼吸系统疾病死亡率为 68/10 万。在中国 860 万慢性疾病死亡者中,约四成男性(39%)和三成女性(31.9%)属于过早死,即我国每年有 300 万人因慢性疾病而过早死亡。

慢性疾病受到包括老龄化、迅速而无序的城市化及不健康生活方式的全球化等因素的影响,致病的危险因素可以有上百种甚至更多,但大致可分为三类:环境危险因素、行为危险因素和宿主危险因素。几乎所有的慢性疾病都有遗传因素的参与,家族史是癌症、心脑血管疾病、糖尿病、慢性阻塞性肺疾病、精神疾病的重要危险因素。但慢性疾病的发生与流行并非单一因素引起,往往是多个危险因素综合作用的结果。使用烟草、缺乏运动、有害使用酒精及不健康饮食,都会增加患者死于非传染性疾病的风险,而这些行为是可以改变的。

二、三级预防

《全国疾病预防控制机构工作规范》中指出,探讨以人为本的新型预防医学健康促进诊疗管理服务模式,以提高与生活方式相关的亚健康人群和慢性疾病患者对慢性非传染性疾病的认知水平,

笔记栏

增强自我保健意识,有效预防、控制慢性疾病的发生、发展,提高健康水平和生命质量,延长健康寿命,有效降低医疗费用。因此,慢性疾病的预防工作可在疾病自然史的不同阶段,采取不同的相应措施,来阻止疾病的发生、发展或恶化,即疾病的三级预防措施。

(一) 一级预防

一级预防又称病因预防,是在疾病尚未发生时针对致病因素或危险因素采取措施,也是预防疾病和消灭疾病的根本措施。WHO 提出的人类健康四大基石即合理膳食、适量运动、戒烟限酒、心理平衡是一级预防的基本原则,它包括两方面内容。

1. 健康促进　　是通过创造促进健康的环境使人们避免或减少暴露于致病因子,降低机体的易感性,从而保护健康人免于发病。可通过以下方式达到健康促进的目的。

(1) 健康教育:通过传播媒介和行为干预,促使人们自愿采取有益于健康的行为和生活方式,避免影响健康的危险因素,从而达到促进健康的目的。大量资料证明,从心脑血管疾病、恶性肿瘤到呼吸道感染等,都与行为和生活方式密切相关,可以通过改变行为和生活方式而达到预防的目的。有些疾病,如艾滋病,在目前尚无有效疫苗预防的情况下,健康教育行为干预是唯一有效的预防办法。目前,健康教育已成为世界各国实现人人享有卫生保健这个战略目标的一个重要支柱,也是当前许多国家设法摆脱难以承受的巨额医药财政开支的一条有效出路。

(2) 自我保健:是指个人在发病前就进行干预以促进健康,增强机体的生理、心理素质和社会适应能力。自我保健是个人为其本人或家庭利益所采取的大量有利于健康的行为。1994 年,美国疾病控制中心评价显示,仅减少吸烟每年就可减少 40 万人死于肿瘤、心脏病、脑卒中和肺病,而健康的饮食和体育锻炼每年可防止 30 万人死于心脏病、脑卒中、糖尿病和肿瘤等。

(3) 环境保护和监测:环境保护是健康促进的重要措施之一,旨在保证人们生活和生产环境的空气、水、土壤不受"工业三废"即废气、废水、废渣和"生活三废"即粪便、污水、垃圾,以及农药、化肥等的污染。避免环境污染和职业暴露对健康的危害,可通过合理发展工农业生产、改造现有工矿企业,以降低和消除生产和生活过程中的各种有害物质对环境的污染。环境监测工作,以国家标准如大气卫生标准、"三废"排放标准、饮水及食品卫生标准、农产品农药残留限量标准等为依据,监测有害物质含量是否超过国家的标准,是保护人们不受致病因子危害的根本保证。

2. 健康保护　　是对有明确病因(危险因素)或具备特异预防手段的疾病所采取的措施,在预防和消除病因上起主要作用。例如,长期供应碘盐来预防地方性甲状腺肿;增加饮水中的氟含量来预防儿童龋齿的发生;通过孕妇保健咨询及禁止近亲结婚来预防先天性畸形及部分遗传性疾病等。

开展一级预防常采用双向策略,即把对整个人群的普遍预防和对高危人群的重点预防结合起来,两者相互补充,可以提高效率。前者称为全人群策略(population strategy),旨在降低整个人群对疾病危险因素的暴露水平,它是通过健康促进实现的。后者称为高危人群策略(high risk strategy),旨在消除具有某些疾病的危险因素人群的特殊暴露,它是通过健康保护实现的。

(二) 二级预防

二级预防又称"三早"预防,即早发现、早诊断、早治疗。慢性疾病大多病因不完全清楚,且可能是多因素共同作用的结果,因此,要完全做到一级预防是不可能的。但是,慢性疾病的发生大都是致病因素长期作用的结果,因此做到早发现、早诊断并给予早治疗是可行的。保证"三早"措施的落实,可根据人力、物力、财力的情况,参照费用效益或效果分析结果,选用普查、筛查或定期健康检查等不同方法来实现。

普查是早期、全面发现疾病的方法,需要在短时期内集中大量人力、物力,因此,普查工作并不适宜广泛应用。筛查是早期发现疾病的重要方法,但决定是否对某疾病进行筛检时,要考虑疾病筛检的原则。某些肿瘤可通过个人的自我检查达到早期发现的目的,如通过乳房自检早期发现乳腺癌。

癌前病变不是癌,但及早发现和治疗癌前病变属二级预防。常见的癌前病变有宫颈柱状上皮异位,萎缩性胃炎,黑痣及肠管、食道、胃息肉等。产前检查染色体异常和隐性致病基因携带者而早

笔记栏

期作出诊断,进而终止妊娠,避免有遗传病的患儿出生,属于遗传病的二级预防措施。

要达到"三早"做好二级预防,需要向群众宣传防病知识和有病早治疗的好处,并提高医务人员的诊断水平,开发适宜的筛检方法及检测技术。

(三) 三级预防

三级预防又称临床预防,主要包括对症治疗和康复治疗,防止伤残和促进功能恢复,提高患者生存质量,延长寿命,降低病死率。对症治疗可以改善症状、减少疾病的不良反应,防止复发转移,预防并发症和伤残等。康复治疗主要包括功能康复、心理康复、社会康复和职业康复等。已丧失劳动力或伤残者通过康复治疗,促进身心早日康复,使其恢复劳动力,争取病而不残或残而不废,保存其创造经济价值和社会价值的能力。

三、常见慢性非传染性疾病预防与控制

慢性非传染性疾病的发病率和死亡率日趋增高,严重影响了人类的生存质量和期望寿命,造成人力和社会资源的巨大损耗,也给患者及其家属带来不可估量的精神损失和经济负担,是当今全球突出的公共卫生问题。

(一) 恶性肿瘤

恶性肿瘤统称为癌症,是威胁人类健康的最严重疾病之一。世界范围内许多常见恶性肿瘤的总体发病情况呈上升趋势,个别癌种如宫颈癌和食管癌等,在部分国家和人群中有所下降。国际癌症研究中心数据表明,2016 年全世界恶性肿瘤新发病例约为 1 407 万,发病率前 3 位的分别为肺癌(13%)、乳腺癌(12%)和结直肠癌(9.7%);恶性肿瘤死亡病例约为 820 万,前 3 位的主要死因分别为肺癌(19%)、肝癌(9.1%)和胃癌(8.8%)。

随着我国经济的发展、人民生活水平的提高、行为生活方式的改变及人口老龄化等,我国人口的死亡谱发生了很大的变化。中华人民共和国成立初期,恶性肿瘤位居我国人口主要死因的第 9 位,20 世纪 70 年代上升为第 3 位,21 世纪初,恶性肿瘤位列城市居民死因的首位。

1. 危险因素　　恶性肿瘤的发病潜伏期较长,是多因素、多效应、多阶段的过程。据估计,70%～80% 的人类肿瘤与环境致癌因素直接或间接有关。多数人类肿瘤是由环境因素与细胞遗传物质相互作用引起的,其中环境致癌因素包括生物、物理(如以电离辐射最为主要)、化学因素及社会环境因素,除少部分是以人们不自主方式接触外(如环境污染、病毒的垂直传播等),多数是通过人们不良的生活行为方式而进入机体的。其中,来自烟草、食品、药物、饮用水及工业、交通和生活污染等的化学致癌物,是导致人类恶性肿瘤最主要的环境因素。

2. 肿瘤的三级预防

一级预防主要针对危险因素进行干预;二级预防着重于早期发现、早期诊断和早期治疗;三级预防主要是改善肿瘤患者的生命质量和预后等。目前,恶性肿瘤的预防大多集中在三级预防中的一级和二级预防措施,即未发病前预防其发病和在癌前病变阶段力争早期发现。

(1) 一级预防:根据已知证据,对比较明确的致癌因素采取针对性的预防措施,进行防癌健康教育、积极开展人群一级预防,能有效地控制和消除癌症的主要危险因素。

1) 控制烟草使用:吸烟与肺癌的因果关系已被大量流行病学研究所确定,并为发达国家的控烟实践所证明。控制吸烟可减少 80% 以上的肺癌和 30% 的总癌症死亡。我国的烟草消费占全球总量的 30% 以上,且以每年 5.3% 的速度上升,成年男性吸烟率超过 60%。根据现有的吸烟水平估计,21 世纪中叶,我国每年将有 300 万人死于烟草所致疾病,其中 15% 为肺癌。因此,在全人群开展戒烟运动对预防肺癌等与烟草相关疾病、提高人群健康水平和降低国家疾病负担等具有十分重要的意义。

2) 合理膳食和体力活动:目前,日本、美国及西欧一些国家胃癌的死亡率下降,多数人认为其与饮食改善、营养摄入量增加及适当的食物保存方法有关。要注意饮食、营养平衡,减少脂肪、胆固醇摄入量,多吃富含维生素 A、C、E 和纤维素的食物,不吃霉变、烧焦、过咸或过热的食物。世界癌

症研究基金会和美国癌症研究所提出了 14 条通过膳食预防癌症的建议,并且把保持体重稳定和坚持体育锻炼分别放在第 2 位和第 3 位,说明了它们目前在防癌方面的重要作用。

3) 环境保护和职业防护:避免接触已知的化学致癌物和放射物,避免过度日晒,制定有关大气、饮水的安全标准,并严格遵守;限定工作环境中化学致癌物和放射物的浓度,提供良好的职业保护措施,尽力防止工人接触。尤其对已经明确可以引起肿瘤的物质的检测、控制与消除,是预防职业性肿瘤的重要措施。经常接触致癌因素的职工,应定期体检,及时诊治。

4) 控制感染:感染因素与癌症关系密切,如乙型肝炎病毒感染与原发性肝癌,人乳头瘤病毒(HPV)感染与宫颈癌,EB 病毒感染与鼻咽癌等。乙型肝炎病毒是造成慢性肝炎、肝硬化和肝癌的主要原因。乙型肝炎的控制措施主要包括为新生儿接种乙肝疫苗切断母婴传播和保证输血安全。HPV 疫苗于 2017 年获准在中国大陆地区上市,预期将通过 HPV 疫苗接种进一步降低宫颈癌的发病率。

(2) 二级预防:恶性肿瘤的二级预防主要是应用简便可靠的筛检和诊断方法,对高危人群进行预防性筛查,积极治疗癌前病变,阻断癌变发生,做到早发现、早诊断、早治疗。适合筛查的癌症要求:① 发病率、死亡率高,危害严重;② 具有有效的手段发现早期病变;③ 具有有效的手段根治早期病变,远期预后明显优于中晚期治疗;④ 符合低成本高效益的原则。

由于人群筛检的工作量大、费用高,所用的筛检方法应简单、经济、安全、高效和易为受检者接受。几种常见的恶性肿瘤的筛检方法包括:以宫颈脱落细胞涂片筛检宫颈癌,乳腺自检、临床检查及 X 线摄影检查乳腺癌,大便潜血、肛门指诊、乙状结肠镜和结肠镜检查结直肠癌等。常见的癌前病变为:黏膜白斑、皮肤角化症、皮肤慢性溃疡、瘘管、黑痣等皮肤和黏膜癌前病变;常发于肠、胃、食管、子宫颈等部位的息肉;宫颈柱状上皮异位、外翻;萎缩性胃炎、胃的胼胝体溃疡;肝病如肝硬化等。

(3) 三级预防:主要涉及制订和完善癌症诊断、治疗和随访方案,提高诊治水平;应用现代和传统医药、心理和营养的办法及手段进行综合治疗,解除疾病痛苦,减少并发症,防止致残;积极开展癌症患者的社区康复工作,使更多的患者获得康复医疗服务;提高癌症患者的生活质量,对晚期患者施行止痛和临终关怀。

（二）糖尿病

我国于 1980 年首次开展的糖尿病流行病学调查显示,其患病率仅为 0.7%;1999 年调查表明,中国居民糖尿病患病率约为 9.0%;2010 年数据显示其患病率为 11.6%,成人糖尿病前期(血糖高,但还未达到糖尿病标准)检出率为 50.0%。2013 年,糖尿病出院人次数为 320.44 万,1980～2014年,糖尿病出院人次数年均增速为 14.18%。我国糖尿病患者约为 9 240 万,以 2 型糖尿病为主,糖尿病迅速成为严重威胁人们健康的慢性病。在 20～70 岁的人群中,男性、女性和总人口糖尿病患病率分别为 12.0%、9.5% 和 10.5%。无论男性还是女性,糖尿病患病率都是城市高于农村。

1. 危险因素　调查发现,年龄、糖尿病家族史、血压、肥胖、高血脂、低教育水平、锻炼少是糖尿病的主要危险因素。60 岁前,男性糖尿病患病率高于女性,60 岁以上者女性高于男性,其根本原因就是中年男性肥胖率明显高于同龄女性,而且三酰甘油水平也明显高。目前,糖尿病的发病年龄提前,糖尿病前期患者越来越多,已占调查成人总数的 50%。

2. 糖尿病的三级预防

(1) 一级预防:在人群中开展糖尿病健康教育,提高全社会对糖尿病危害的认识,改变不健康的生活方式。教育对象应不仅是糖尿病患者和家属,而且是整个社会人群。可采用多种形式对基层医师、护士、患者、学生、居民等进行培训和指导;提倡健康的生活方式,加强体育锻炼和体力活动;提倡膳食平衡,注意蛋白质、脂肪和碳水化合物摄入的比例,多吃蔬菜和水果,戒烟限酒、限盐,防止能量的过度摄入;预防和控制肥胖,对有高血压、高血脂的个体,在控制体重的同时,要注意治疗高血压,改善血脂异常,膳食中特别要注意控制脂肪和食盐的摄入量。

(2) 二级预防:通过社区服务网络,早期发现隐性糖尿病患者和糖耐量减低(impaired glucose

tolerance，IGT）者，也可通过危险因素调查发现糖尿病高危人群，如 40 岁以上者、有糖尿病家族史者、肥胖者、曾患妊娠糖尿病的妇女、高血压者、高血脂者；可以采用分阶段筛检，先测定空腹血糖，阳性者再进行口服葡萄糖耐量试验（OGTT）。对筛检的糖尿病患者和 IGT 者，应及时提供健康教育并进行治疗，包括心理治疗、饮食治疗和药物治疗，积极控制血糖，预防并发症的发生。

（3）三级预防：对已确诊的糖尿病患者进行登记、管理和随访。对患者进行健康教育，鼓励患者积极治疗，控制病情，预防并发症，提高患者的生活质量。

第三节　健康教育与行为干预

一、行为与健康教育

行为和生活方式是影响人群健康的重要因素，全球每年 40％的死亡及 1/3 的健康寿命损失年（years lived disability，YLD）是由行为和生活方式的危险因素引起的。由于行为和生活方式对健康的影响大、可干预性好、成本效率高等特点，健康行为研究已在烟草控制、体育锻炼、超重和肥胖干预、药物滥用、不安全性行为、免疫接种等很多领域得到应用。

人的行为是指具有认知能力、思维能力、情感、意志等心理活动的人在内外环境因素的作用下所产生的能动反应，是人的生物学因素（遗传）、环境因素和社会因素互相作用的结果。大量流行病学研究证实，人类的行为、生活方式与绝大多数的慢性非传染性疾病关系极为密切，改善行为可以预防这些疾病的发生和有利于疾病的治疗，某些感染性疾病、意外伤害和职业危害的预防控制也与人们的行为密切相关。健康相关行为是指个体或团体的与健康和疾病有关的行为，包括促进健康行为和危害健康行为。促进健康行为指个体或团体的客观上有利于自身和他人健康的行为。危害健康行为是指个体和群体在偏离个人、他人、社会的期望方向上表现的一组行为。

健康教育是以传播、教育、干预为手段，以帮助个体和群体改变不健康行为和建立健康行为为目标，以促进健康为目的所进行的一系列活动及其过程。行为干预是健康教育的核心，评价健康教育项目和工作的效果，主要是看其是否使人们的行为切实发生了改变。

要想改变人们的行为，必须找出影响人们产生、维持和消除行为的因素，针对这些因素采取干预措施。条件反射理论认为，人的行为是受到环境条件刺激的影响，环境条件的反复出现促成了某种行为的建立、维持或消除。操作性条件反射认为，人的行为会受到行为结果的影响，如果个体因为实施某种行为受到社会鼓励或支持（包括对行为结果的自我心理满足感和愉悦），这种行为就会维持，否则就会被逐渐消除。格林模式认为，人的行为会受到倾向因素（知识、态度、信念、价值观、现有技能等）、促成因素（环境支持、服务提供）和强化因素（来自周围的鼓励、肯定、批评等）三方面因素的影响。研究行为影响因素的理论还包括健康信念模式（health belief model）、计划行为理论（theory of planned behavior）、社会认知理论（social cognitive theory）等。

二、护士在疾病预防与控制中的角色

现今的护理人员数在世界范围内占专业医护人员的最大部分，他们是透过健康推广、预防疾病、护理及康复来建立健康社区的关键角色。面对人口老化及长期病患增加的负担，随着生物医学模式向生物—心理—社会医学模式转变，护理工作的内涵已经从以治疗疾病为中心，转向以预防疾病、促进健康为中心。护士是基层医疗保健、门诊健康教育及发展多功能社区照顾的重要支柱。

三、健康教育项目计划注意事项

健康教育项目的需求往往是多方面、多层次的，但资源有限，不可能都开展，所以健康教育计划

笔记栏

应考虑在有限的人力、财力和时间的状况下,选择可行的方法,以收到最佳成效。社区或者个体可能有几个需要解决的健康教育问题,首先解决重要的、急迫的问题,如果有时间和资源的话,再依重要次序解决其他的问题。

(一) 确定优先项目的标准

1. 重要性   该项目是否能反映社区中存在的最重要的卫生问题,反映居民最关心的问题,是否是促进健康、预防疾病最有效的问题。

2. 可行性   该项目是否容易为群众接受且便于执行,是否有客观的评价指标或定量测定效果的可行性,是否能够系统长期地随访观察。

3. 有效性   该项目在增加教育对象(目标人群)知识、改变态度、行为方面的有效性。

另外,还需要考虑管理和政策诊断(administrative and policy diagnosis)。例如,社区有无健康教育和健康促进的专业机构? 社区管理层对项目的重视程度如何? 有无实践经验和组织能力及优化资源配置的问题? 社区是否有与项目相一致的支持性政策(规章、法律或制度)? 该计划与社区总的卫生规划是否协调? 是否有可利用的社区资源? 等等。

(二) 确立目标人群

目标人群即计划干预或教育的对象或特定群体,一般分为三级。

1. 一级目标人群   指预期接受教育后将直接采纳所建议的健康行为的人群。例如,母乳喂养社区健康教育项目中,一级目标人群为孕妇和哺乳期女性;预防脑卒中健康干预的一级目标人群是高血压患者群体。

2. 二级目标人群   指与一级目标人群关系密切,并对一级目标人群的信念、态度和行为有一定影响的人群。例如,母乳喂养社区健康教育项目中,二级目标人群为孕妇和乳母的丈夫、父母、亲友、同伴等;预防脑卒中健康干预的二级目标人群是高血压患者的家属、病友等。

3. 三级目标人群   指对计划的执行与成功有重大影响作用的人群,如领导层、行政决策者、资金支持者和权威人士、专家等。

区分不同级别目标人群,有助于更好地确定健康教育内容和干预对策,便于有针对性、分层次教育。

(三) 确定目标行为

健康教育的着眼点是改变目标人群的行为,而引起健康问题的原因复杂,因此,首先要确认与健康问题有关的行为性危险因素。在此基础上区分重要行为与不重要行为。例如,心脑血管疾病的危险因素有年龄、性别、家族史、肥胖、高钠盐饮食、饮酒、情绪紧张、吸烟、缺乏锻炼、从医行为不良(如不能做到定期测量血压)、脂代谢异常等。前三种并非行为因素,肥胖本身也不是行为,但与个人饮食行为有关,这一类称为行为相关因素。健康干预的重点是行为因素,其次是行为相关因素。高钠盐饮食是重要行为,而不定期测量血压虽然重要,但并不是直接导致高血压的直接行为因素,相对属于不重要行为。

小   结

1. 传染病流行的三要素 {
传染源
传播途径
易感人群
}

2. 疾病三级预防 {
一级预防(病因预防):是在疾病尚未发生时针对致病因素或危险因素采取措施
二级预防("三早"预防):早发现、早诊断、早治疗
三级预防(临床预防):主要包括对症治疗和康复治疗,防止伤残和促进功能恢复,提高患者生存质量,降低病死率
}

3. 导致慢性非传染性疾病最常见的四大行为危险因素 {
烟草使用
缺乏运动
有害使用酒精
不健康饮食
}

4. 健康教育与行为干预项目设计的要点 {
确立健康教育项目的目的/目标
找准目标人群
设计健康教育内容
选择适当的传播途径
项目成效进行评估
}

【思考题】

（1）请阐述传染病流行的三要素及相应的预防措施。

（2）请阐述疾病三级预防的概念。

（3）请阐述导致慢性非传染性疾病最常见的四大行为危险因素。

（4）如何设计健康教育及行为干预实践项目？

（王东玲）

笔记栏

第十章

循证医学与循证实践

第一节　循证医学概述

一、循证医学定义

循证医学（evidence-based medicine，EBM）即遵循证据的医学，是指在从事医疗卫生服务活动中，遵循现有最好的科学研究证据进行科学决策的医学实践过程。所以说，循证医学是一种理念，是一种医学思维模式，也是一种医学实践流程。

循证医学思想萌芽于 20 世纪 70 年代，于 90 年代获得极大发展，其核心是医学决策实施应尽量以客观科学研究结果为依据，临床医疗方案的确定和处理、临床实践指南及医疗卫生决策的制定都应依据当前最好、最新的研究结果，同时结合个人、群体的专业医学经验，充分考虑被实施决策方（如患者）的权利、期望和价值取向，兼顾医疗卫生环境的实际情况。

二、循证医学的产生与发展

（一）循证医学的产生

1. **疾病谱的改变**　　20 世纪中叶，随着免疫接种的普及，传染病的发病率逐年下降，健康问题已从传染病和营养缺乏等转变为与环境、心理和社会因素有关的肿瘤、心脑血管疾病和糖尿病等多因素慢性非传染性疾病。人类疾病谱发生变化，从单因性疾病向多因性疾病改变，为此相应的治疗也就变成综合性治疗。

2. **现代临床流行病学出现**　　随着临床流行病学原理方法在临床研究中被广泛应用，随机对照试验成为评价临床疗效的金标准，大量临床随机对照试验研究结果涌现。但是，尽管使用的都是随机对照试验，不同研究者针对同一个问题得出的结果仍大相径庭，出现了随机对照试验结果多样性。面对各种不相同的结果，临床医师无所适从，如何解决成为当务之急。

3. **Meta 分析统计方法出现**　　Meta 分析是 1976 年由心理学家 Glass 首次提出并首次将其运用于教育学研究领域中对多个研究结果的综合定量的统计学方法。后来，这一研究方法被应用于医学领域。

笔记栏

4. 计算机和网络技术的提高和普及　　计算机和网络技术是 20 世纪科技发展的重要标志之一,计算机和网络技术、国际 Cochrane 协作网和世界各国 Cochrane 中心网的建立与发展,为临床医师快速地从光盘数据库及网络中获取医学证据,提供了现代化技术手段。

以上几个基础条件的出现,促使循证医学产生的诞生。1992 年,加拿大 McMaster 大学的 David L Sackett 教授及其同事生物医学系教授 Gordon Guyatt 博士在美国医学会杂志(*Journal of the American Medical Association*,JAMA)撰文,首次提出"循证医学"这一术语。

(二) 循证医学的发展

1. 国外循证医学发展　　加拿大 McMaster 大学的 Sackett 教授于 1992 年首次正式提出循证医学的概念:"循证医学是指医疗实践和卫生决策与实践(甚至包括其他类型的社会决策),应该基于对证据效能的系统检索和严格评价。"同年,英国 Cochrane 中心注册成立及国际 Cochrane 协作网成立,欧洲和北美洲相继成立了协作网之下的 Cochrane 中心,1995 年成立了澳大利亚 Cochrane 中心,1996 年,Sackett 教授领导的循证医学中心在英国医学杂志上明确提出一个改进了的循证医学概念,即"循证医学是医务人员应该认真、明智、审慎地运用在临床研究中得到的最佳科学研究证据来诊治患者"。循证医学是最好的研究证据、医师的临床实践及患者的价值和期望三者之间完美结合的产物。巴西、加拿大、荷兰、法国、意大利、西班牙、德国、挪威、南非、美国等亦相继成立了 Cochrane 中心和协作网。2000 年,Sackett 教授在新版《怎样实践和讲授循证医学》中,再次定义循证医学为:"慎重、准确和明智地应用当前所能获得的最好的研究依据,同时结合临床医师个人专业技能和多年临床经验、考虑患者价值和愿望,将三者完美地结合制定出患者治疗措施。"至今,全世界已经有 15 个 Cochrane 中心,约 50 个专业协作网,100 多个协作组织分布在 20 多个国家中。

2. 中国循证医学发展　　从 20 世纪 80 年代起,我国连续派出数批临床医师到加拿大、美国、澳大利亚学习临床流行病学,有多名医师跟随 Sackett 教授查房,学习如何用流行病学观点解决临床问题(循证医学的雏形),并在上海医科大学和华西医科大学分别建立了临床流行病学培训中心,开展这方面的工作。1996 年,上海医科大学中山医院王吉耀教授在《临床》杂志上发表了我国第一篇关于循证医学文章《循证医学的临床实践》;1997 年,四川大学华西医院(原华西医科大学附属第一医院)神经内科医生刘鸣教授,在 Cochrane 图书馆发表第一篇 Cochrane 系统评价"循证医学最好的证据";1996 年四川大学华西医院引进循证医学和 Cochrane 系统评价,创建了中国循证医学/Cochrane 中心(网址 http://www.chinacochrane.org)并于 1997 年 7 月获卫生部正式批准;1999 年 3 月正式注册成为国际 Cochrane 协作网的第 14 个成员之一,也是中国和亚洲的第一个中心,是中国与国际协作网的唯一接口,2001 年 10 月成立中国循证医学香港分中心。

三、循证医学与传统医学

循证医学来自传统医学,但又有别于传统医学,区别见表 10-1。

表 10-1　传统医学(经验医学)与循证医学的区别

比 较 类 别	传统医学(经验医学)	循 证 医 学
证据来源	实验室研究	临床研究
收集证据	不系统、不全面	系统、全面
评价证据	不重视	重视
判效指标	中间指标	终点指标
诊治依据	基础研究,结合医师个人临床技能和经验	最佳临床研究证据,结合医师个人临床技能和经验
医疗模式	疾病/医师为中心	患者为中心

四、循证证据来源

循证证据来源为可供医学研究证据查询的数据来源,包括数据库(互联网在线数据库、公开发行的数据库光盘、循证医学中心数据库等)、杂志、指南等。

笔记栏

（一）原始证据

1. Pubmed   美国国立医学图书馆研制的生物医学数据库，是世界生物医学文献资源最为重要的数据库之一。

2. Embase   荷兰《医学文摘》，摘录报道世界范围内的医学文献，拥有医学及药物相关方面的最新信息（以其对药物研究文献的收录而著名）。

3. 中国生物医学文献数据库（China Biology Medicine disc，CBM）   是中国医学科学院医学信息研究所开发研制的综合性医学文献数据库。

4. 中国循证医学/Cochrane 中心数据库（Chinese evidence-based medicine/Cochrane center database，CEBM/CCD）   是由中国循证医学 Cochrane 中心组织建立和更新的以中文发表的临床干预性随机对照试验和诊断试验数据库。

5. 国立研究注册数据库（national research register，NRR）   是由英国国家卫生服务部（National Health Service，NHS）资助的正在研究或新近完成临床试验的数据库。

（二）二次研究证据

除了原始证据外，还有对原始研究证据进行加工处理的二次研究证据，可分为数据库、期刊和指南三种。

1. 数据库

（1）Cochrane 图书馆（Cochrane library，CL）：是临床疗效研究证据的基本来源，也是目前临床疗效研究证据的最好来源。它的制作者是国际 Cochrane 协作网。国际协作网是一个旨在制作、保存、传播和更新系统评价（systematic review，SR）的国际性、非营利性的民间学术团体。其制作的SR 主要通过 CL 以光盘形式每年 4 期向世界公开发行，主要由系统评价资料库（cochrane database of systematic review，CDSR）、疗效评价文摘库（database of abstracts of reviews of effectiveness，DARE）、对照试验注册资料库（cochrane controlled trials register，CCTR）、方法学数据库（cochrane database of methodology reviews）等组成。

（2）循证医学评价（evidence-based medicine reviews，EBMR）：是一个由 Ovid 科技公司制作与更新的付费数据库，以 Ovid 在线和光盘形式发表。CL 是目前临床疗效研究证据的最好来源，EMBR 的主要内容为从 100 余种著名临床杂志中依照文献科学性和临床实用性筛选评价后所撰写的文摘，因此被认为是目前指导临床实践和研究的最好证据来源。

（3）评价与传播中心数据库（centre for reviews and dissemination database，CRDD）：包括了DARE、NEED 和 HTAD 三个数据库。由 NHS 和卫生技术评估国际网络机构（International Network of Agencies for Health Technology Assessment，INAHTA）制作与更新，这三个数据库均可在 Cochrane 图书馆和互联网上在线查询。

（4）CE 临床证据（clinical evidence，CE）：由英国医学杂志（*British Medical Journal*，BMJ）出版，主要针对临床具体问题提供实用的证据或明确无有证据，这是一个对临床实践有指导意义的数据库。

（5）美国国立卫生研究院卫生技术评估与导向发布数据库（national institutes of health consensus statements and technology assessment statements，NIHCS&TAS）：由美国 NIH 的医学应用研究事务所（Office of Medical Applications of Research，OMAR）制作，是一个关于卫生技术评估的数据库。

2. 期刊   循证医学的期刊很多，影响比较大的有循证医学杂志（*Evidence-Based Medicine*，EBM）、*Bandolier*、循证护理杂志（*Evidence-Based Nursing*）、中国循证医学杂志等。

3. 国立指南库（national guideline clearing house，NGC）   是一个循证临床实践指南数据库，由美国卫生健康研究与质量机构（Agency for Healthcare Research and Quality，AHRQ）、美国医学会（American Medical Association，AMA）、美国卫生健康计划协会（American Association of Health Plans，AAHP）联合制作。该数据库能对多篇指南就各项参数进行比较，能合成具有相同主

题的指南文献,并高亮显示不同点。

五、系统综述

20 世纪 90 年代之前,多个研究结果的工作基本上属于述评(narrative review)的范围,或称为传统综述,也就是特定领域的某个专家阅读同一个主题的研究,综合研究结果,得出一个结论,如所研究的治疗有效或无效。但是,传统综述具有主观性,但是缺乏透明性。例如,不同的评价者可能采用不同的研究纳入标准。在选定的一组研究中,某些评价者可能倾向于信任一个大型研究,部分评价者则更信任一个高质量的研究,而其他研究者可能对不同的研究同等对待。

有的评价者在做出有效的结论之前可能要求证据的真实性,而有的评价者可能采用很低的标准。事实上,在文献中存在很多这样的例子,两位评价者得出完全不同的结论,一个报告治疗是有效的,而另一个报告无效。而按惯例,述评者不会说明用于合成数据和得出结论的决策过程。

系统综述是遵循文献系统整理、评价和合并的方法及客观、共性的标准程序所产生的循证证据,它有别于传统的文献综述,需要应用系统的方法减少偏倚和机遇,针对某一具体问题严格评价所有的相关研究,并根据研究特征,选用不同策略进行合适的综合,从而形成可推荐的证据。

Cochrane 系统综述是在 Cochrane 评价小组编辑部的指导和帮助下所完成的系统综述,它要求评价者依据 Cochrane 协作网专家组统一制订的工作手册来进行评价和综合。Cochrane 系统综述一般包括干预措施系统评价、诊断准确性系统评价和方法学系统综述三种类型。Cochrane 协作网具有严密组织管理和质量保证系统的特点,能对已经完成的系统综述进行定期更新,具有有效的反馈和完善机制,因此,该系统综述被公认为是最高级别的证据,并成为卫生干预措施最有价值的信息来源。

系统综述对研究的检索、决定纳入哪些研究、排除哪些研究有明确的原则体系。由于这些原则的设置,以及 Meta 分析得出的结论中有主观的成分存在,虽不能说系统综述是绝对客观的。但是,由于所有的决定都是明确规定的,所以机制是透明的。

系统综述和传统综述的区别见表 10 - 2。

表 10 - 2 系统综述和传统综述的区别

特 征	系 统 综 述	传 统 综 述
提出问题范围	涉及的范围常较广泛	常集中于某一具体的临床问题
文献要求	缺少明确要求	具有严格要求
原始文献来源	不全面,常不明确	全面、明确且为多渠道搜集
检索方法	常未说明	制订明确的检索策略,常由专业人员参与
原始文献选择	具有主观,存在潜在偏倚	遵循明确的选择标准,具有客观性
原始文献评价	评价方法不统一	遵循严格的评价标准
结果的合成	常采用定性方法	定性和定量结合
结论推断	较主观,有时遵循研究依据	客观性强,遵循研究依据
结果更新	未定期更新	随着新的研究文献出现需要定期更新

第二节 循 证 实 践

笔记栏

一、循证实践步骤

在医学研究过程中,根据研究的问题不同,可对病因、诊断、治疗、预后、卫生经济评价等方面进行系统综述,原始研究的设计可以是临床对照试验,也可以是观察性研究。循证医学实践实际上是针对某一具体问题所进行的个体化决策。实践过程包括五步骤,即准确找出临床存在而需解决的疑难问题;检索现有的最佳研究证据;应用循证医学质量评价标准,对证据的真实性、可靠性、临床价值及其适用性做出具体评价;应用证据,指导临床决策;总结经验,提高医疗质量和临床学术水平。其基本方法和步骤如下。

(一)选题

系统综述和其他类型的科学研究一样,首先需要进行正确的选题,一个好的问题和用可靠的方法来回答这个问题,是系统综述制作成功的关键。

内容完整、清楚明确的临床问题应包括研究对象(participants)、干预(interventions)、对照(comparisons)和结局(outcomes)等四个组成要素,简称为PICO原则。例如,他汀类药物高剂量和标准剂量的比较能降低心肌梗死发生的风险吗?其研究对象为心脏病患者,干预措施是高剂量他汀药物,对照则是标准剂量同种药物,结局为心肌梗死发生的风险。

系统综述解决的问题比较专一,要求纳入研究的各种特征尽可能相似或相同,因此,在确定系统综述题目时,也有必要明确四个要素,以利于后期的纳入标准的制订,这四个要素是研究对象类型、干预措施及要比较的措施、研究结局指标和研究设计方案。

(二)制订和撰写系统综述计划书

系统综述题目确定后,在文献收集之前,需要着手撰写计划书(protocol),公开发表的计划书,可以听取各方建议,避免重复,以期达到偏倚最小、公开透明,保证高质量地完成评价过程。后期按照计划书的要求完成评价过程,这样避免迷失方向。Cochrane系统综述计划书内容包括题目、背景、目的、检索文献的方法及策略、选择合格文献的标准、评价文献质量的方法、收集和分析数据的方法等。

计划书一旦制定后,原则上不得进行修改。如果在系统综述全文制作过程中确实需要对计划书进行某些改变,必须在全文与计划书的区别处报告所有改变的细节,并进行敏感性分析,检验结论的稳定性。

(三)检索文献

文献检索必须按照计划书规定执行。系统综述要求尽可能全面系统地收集全世界所有与问题相关的临床研究。除发表的论著之外,还应收集其他尚未发表的内部资料及多语种的相关资料。检索的方法有计算机检索和人工检索。常见的数据库有Cochrane图书馆、MEDLINE、Embase、临床试验在研数据库(clinicaltrials.gov)、美国科学引文索引数据库等。

(四)选择文献

在系统综述计划书中,往往预先设定好了一个严格的文献纳入和排除标准,并有详细的文献选择过程,从而判断哪些文献应该纳入研究。以上标准的制定通常是参考研究问题及其构成研究问题的四要素而制定的。文献资料的选择分为初筛、阅读全文和获得更多信息三个步骤。

(五)纳入研究的偏倚评价

系统综述是对原始研究的二次合并分析和评价,只有真实性好的原始研究进入系统综述,才能得出正确的结论,相反,纳入低质量的原始研究,而系统综述又没有对原始研究方法学质量进行正确评价,那么二次分析的结果和结论同样的低质量或错误的。因此,对纳入文献的研究进行质量评价是系统综述制作过程必不可少。

系统综述结果的真实性取决于纳入研究的数据和结果的真实性。而后者与研究过程中是否存在偏倚有关,显然会影响原始研究的质量,所谓研究质量的评价,是指评估单个研究在设计、实施和分析过程中,防止或减少偏倚或系统误差的情况,又称为方法学质量评价。Cochrane协作网提供了多种评价工具来评估单个研究在设计、实施、结果分析整个过程中可能出现的偏倚。Cochrane系统综述的偏倚风险评估方案内容包括随机分配方法、分配方案隐藏、盲法实施、评价中盲法应用情况、结果数据完整性、选择性报告研究结果及其他偏倚来源七个方面(表10-3)。

表 10－3　Cochrane 协作网偏倚风险评估方案

评价条目	评价内容描述	作 者 判 断
1. 随机化分配方法	详细描述产生随机分配序列的方法,有助于评估组间可比性	随机化分配序列的产生是否正确
2. 分配方案隐藏	详细描述隐藏随机分配序列的方法,从而帮助判断干预措施分配情况是否可预知	分配方案是否有效地隐藏
3. 盲法实施	描述对受试者或试验人员实施盲法的方法,以防止他们知道受试者的干预措施,提供判断盲法是否成功的相关信息	盲法实施是否完善
4. 评价中盲法应用情况	描述对研究结果评价人员实施盲法的方法,以防止他们知道受试者的干预措施,提供判断盲法是否成功的相关信息	盲法评价是否完善
5. 结果数据完整性	报告每个主要结局指标的数据完整性,包括失访和退出的数据。明确是否报告以上信息及其原因,是否采用意向性分析(ITT)	结果数据是否完整
6. 选择性报告研究结果	描述选择性报告结果的可能性及情况	研究报告是否提示无选择性报告结果
7. 其他偏倚来源	除以上 6 个方面,是否存在其他引起偏倚的因素? 若事先在计划中提到某个问题或因素,应在全文中作答	研究是否存在引起高度偏倚风险的其他因素

　　针对上述七个方面,研究者需要针对每个纳入的研究进行评价,对表内 7 条做出"是"(低度偏倚)、"否"(高度偏倚)和"不清楚"(缺乏相关信息或偏倚情况不确定)的评估。该工具对每一条的判断均有明确标准,控制了来自主观的偏倚,因此评价结果具有很高的可靠性,也很权威,较常被采用。当然,为了避免选择文献和评价文献质量人员的偏倚,可以采用一篇文献多人评估或盲法评估,也可事先做一些预评估和培训,并考核其可靠性。

　　（六）数据抽取

　　数据抽取是从符合纳入标准的文献全文或研究者提供的资料中采集相关数据的过程。采集内容条目需要根据具体的题目设定,主要包括原始研究的基本信息、研究方法及偏倚评价条目、研究对象特征、干预措施、结局指标、研究结果等,数据采集正如流行病学调查一样,需要根据研究内容设计完善的调查表,可以是电子文档,也可以是纸质文档。数据抽取过程中,评价者应忠实原始研究,确保数据采集的完整和可靠,必要时还需要根据统计学原理进行一定的变换,以保证统计量的一致。为了保证质量,建议多人参与提取数据,出现分歧通过协商讨论解决,不能达成一致者,可通过经验丰富的第三方仲裁解决。

　　（七）资料分析

　　系统综述的资料分析包括定性和定量分析两个方面,定性分析主要是针对每个研究的特征、与偏倚评价相关的指标、干预措施和设计方法等,定量分析包括定量描述和定量合成,并不是所有研究都能进行定量合成,即 Meta 分析,只有当原始研究间具有可接受的同质性时,合并才是合理的。

　　Meta 分析就是把相同研究问题的多个研究结果视为一个多中心研究的结果,运用多中心研究的统计方法进行综合分析。Meta 分析方法包含固定效应模型分析方法、随机模型分析方法及异质性检验方法。

　　固定效应模型是较常用的 Meta 分析方法,有 Mantel－Haeszel 统计方法(仅适用于效应指标为 OR)、General－Variance－Based 统计方法和 Peto 法。这些方法进行 Meta 分析都可以用 RevMan、SAS 及 Stata 软件实现,但要求效应指标统计量近似服从正态分布,常见的效应指标统计量有:取对数的相对危险度 $\ln(RR)$,回归系数 b,两个率的差值(要求率比较大,接近 0.5),对数 OR,效应指标及其标准误计算见表 10－4。

　　随机模型也要求效应指标近似服从正态分布或变换后的效应指标近似服从正态分布。一般采用 Der Simonian and Laird 法对 μ 进行估计和检验。在 Meta 分析的随机模型中,任一研究中的样本均数与群体总体均数之间含有两种随机成分:研究内部的抽样误差(个体内变异)和研究之间的随机变异(个体间变异)。Meta 分析中的随机模型的统计分析就是对群体总体均数进行统计推断。

笔记栏

表 10 - 4 不同指标 Meta 分析计算公式

	效应指标 D	效应指标的标准误 se(d)
有关两个率比较的统计量 $P_1 = \dfrac{a}{a+b}$, $P_2 = \dfrac{c}{c+d}$, $RR = \dfrac{P_1}{P_2}$	$d = \ln(RR)$	$\sqrt{\dfrac{b}{a(a+b)} + \dfrac{d}{c(c+d)}}$
	$d = P_1 - P_2$	$\sqrt{\dfrac{(a+c)(b+d)}{(a+b)(c+d)n}}$
$OR = \dfrac{ad}{bc}$	$d = \ln(OR)^*$	$\sqrt{\dfrac{1}{a} + \dfrac{1}{b} + \dfrac{1}{c} + \dfrac{1}{d}}$
回归系数	$d = b$	$se(b)$
两个样本均数的差值	$d = \bar{x}_1 - \bar{x}_2$	$\sqrt{\dfrac{s_1^2}{n_1} + \dfrac{s_2^2}{n_2}}$

Meta 分析是定量汇总具有相同目的的多个独立研究结果,具有增加统计学功效、帮助解决各研究结果间的不一致并综合多个研究效应的平均水平等功能。但是,当各研究间差异较大或存在明显的异质性时,Meta 分析的结果就不太可靠。Meta 分析在合并效应值之前,首先要明确研究间是否真正存在异质性(即结果间变异是否由于随机误差引起)。当研究间存在异质性时,可以采用随机效应模型如 Dersimonian and Laird 法等进行效应值合并。但该方法并不能对异质性是否真正存在及存在的原因进行探索。而森林图和 L'Abbe 图等方法只是对异质性的描述性判断,不能定量估计异质性是否存在及大小。Meta 分析中,为了能够得到更为准确可靠的合并效应值,必须要能确切地检验和估计 Meta 分析中的异质性。

曾经使用的 Q 检验结果受研究文献多少影响很大,因为 Q 值的大小取决于合并方差、效应量的离散程度及纳入研究的文献数。如果研究文献多、合并方差小,则权重大,对 Q 值的贡献大,这时检验效能会太高,容易得出假阳性的结果;反之如果样本含量较小,权重也较小,检验效能又往往太低。H 和 I^2 检验统计量就是利用自由度校正了研究文献数目对 Q 值的影响,其值大小不会随文献数变化而改变,异质性检验结果也更为稳健可靠。如果检验结果提示存在异质性,可以通过亚组分析的方法,如对影响异质性因素分层后再进行效应值合并,可以减少异质性的影响。

然而所有的固定效应模型统计方法都要求 Meta 分析中的各个研究的总体效应指标(如两组均数的差值等)是相等的,并称为齐性的(homogeneity),而随机模型对效应指标没有齐性要求。因此,Meta 分析可以采用以下分析策略。

(1)如果各个研究的效应指标是齐性的,则选用固定效应模型统计方法。

1)效应指标为 OR,则采用 Mantel - Haeszel 统计方法。

2)效应指标为两个均数的差值、两个率的差值、回归系数、对数 RR 等近似服从正态分布的效应指标,则采用 General - Variance - Based 方法进行 Meta 统计分析。

(2)如果各个研究的效应指标不满足齐性条件或研究背景无法用固定效应模型进行解释,则采用随机模型进行 Meta 统计分析。

(八)结果呈现、解释与结论

分析结果报告要充分,并以规范形式表达在论文中。主要内容有纳入研究及基本特征、质量评价(偏倚风险)、原始研究结果和 Meta 分析结果等。评价者应正确解释系统综述的数据分析结果,做到恰如其分。显然,不正确的解释会误导证据的应用,从而影响系统综述本身质量。Meta 分析结果不应简单解读,需要注意进行异质性检验(齐性检验)、敏感性分析及计算"失安全数"或采用"倒漏斗图"了解潜在的发表偏倚。

结果解释需要说明重要结局指标的意义和证据质量,交代证据总体完整性和适用性,评估可能的偏倚和局限性,要善于区分统计学意义和临床意义的区别,等等。结论需要从临床实践的意义和临床研究的意义两个方面阐述。

笔记栏

清晰、明确、信息量充分的报道系统综述结果对研究人员和系统综述的使用者极其重要。关于报告规范,国际上已经制定了权威的报告标准和格式,如 1996 年 CONSORT 小组制定的 QUOROM(the quality of reporting of Meta-analysis)声明,2009 年在此基础上修改为 PRISMA (preferred reporting items for systematic reviews and Meta-analyses)声明,包括一个清单和一个流程图(图 10-1)。

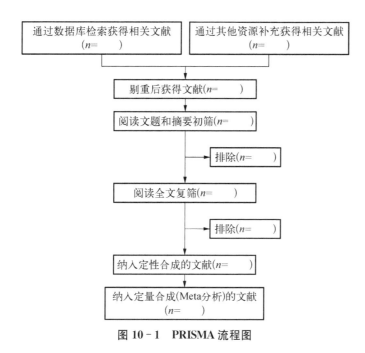

图 10-1 PRISMA 流程图

(九) 后效评价与更新

系统综述和传统综述重要差别是前者可以根据新的原始研究的出现,不断更新,促使系统综述不断完善,其核心任务是尽可能筛选纳入新出现的证据。因此,在系统综述发表后,应定期关注该主题的后效评价并收集原始研究,按照系统综述制作的步骤重新进行分析和评价。Cochrane 系统综述一般要求一年更新一次,至少两年更新一次。采用新方法对原有资料重新分析研究不是更新,而重新检索文献未发现新研究则被视为更新。

二、正确认识循证医学

循证医学基于目前现有的科学研究成果,针对某一具体的科学问题,尤其是目前悬而未决且存在争议的问题提供了一种全面整合现有研究成果、试图找到答案的途径,由于其方法相对客观、透明、无偏和高效,其证据具有较高的真实性和可靠性。但是,系统综述和 Meta 分析不是万能的。在循证实践过程中必须遵循科学的程序和严谨的方法,否则也难以保证结论的真实可靠。

信息时代"证据"迅猛发展,循证医学实践需要从新证据的海洋中,有效地搜索、归纳自己需要使用的最好证据。自从系统综述被提出以来,全世界知名的专家参与相关的方法选择、制作步骤和报告规范等的制订,有效地保证了系统综述的质量。但对于证据质量的认识经历了一个逐步演变的过程。Cochrane 协作网早期制定了证据分级标准,后来又有诸多标准出现。但这些标准往往将证据质量和推荐应用的强度结合在一起进行理解,导致常常出现彼此矛盾的现象。

针对在证据级别及推荐强度认识上存在的不足,由 WHO 在内的 19 个国家和国际组织于 2000 年成立"推荐分级的评价、制定与评估(Grades of Recommendations Assessment,Development and Evaluation,GRADE)"工作组,并于 2004 年正式推出了 GRADE 证据质量分级和推荐强度系统(以下简称 GRADE 系统),成为证据发展史上的里程碑事件。

GRADE 系统将证据质量分为"高、中、低和极低"四个等级,将推荐强度分为"强推荐和弱推荐"

笔记栏

两个等级,并提供了用以描述的符号、字母或数字。该分级应用于证据群,而非针对个别研究。与其他的证据质量分级系统一样,GRADE 分级方法始于研究设计。在 GRADE 分级方法中,无严重缺陷的 RCT 为高质量证据,无突出优势或有严重缺陷的观察性研究属于低质量证据。但与其他分级系统不同的是,GRADE 系统详细描述了影响证据质量的五类因素——偏倚风险、不精确、不一致、间接性及发表偏倚,同时给出了分级的定量标准,如果 RCT 中存在可能降低证据质量的因素,则降为中等质量;如观察性研究中有增加证据质量的因素,则上升为中等质量,但观察性研究中如有降低证据质量的因素,则降为极低质量。

与其他众多标准相比,GRADE 系统具有多种优势:① 由一个具有广泛代表性的国际指南制订小组制订;② 明确界定了证据质量和推荐强度;③ 清楚评价了不同治疗方案的重要结局;④ 对不同级别证据的升级与降级有明确、综合的标准;⑤ 从证据评级到推荐意见强度全过程透明;⑥ 明确承认患者价值观和意愿;⑦ 就推荐意见的强弱,分别从临床医师、患者、政策制定者角度做了明确实用的诠释;⑧ 适用于制作系统评价、卫生技术评估及指南。

外在研究证据可为医疗卫生人员提供有用的信息,但决不能代替临床专业技能和经验,而正是这种专业技能(在仔细采集病史、体格检查和实验室检查基础上做出的临床判断)决定了外在证据是否适用于每一个具体患者。如果证据可用,临床实践者还需要考虑怎样将证据用于临床决策。

小 结

循证医学实践步骤 {
提出临床问题,确定评价的题目
撰写系统综述计划书
检索和筛选文献
纳入文献的原始研究质量评价
数据提取
资料分析和呈现结果
解释结果和撰写报告
后效评价
}

【思考题】

(1) 请阐述循证医学实践的概念。

(2) 如何利用循证医学数据库指导实践?

(王劲松　陈琨　丁晓帆)

笔记栏

附　录

实验一　社区居民健康档案的建立与管理

一、实验目的

实验目的是通过本次实验的学习和讨论,掌握社区卫生服务站社区居民健康档案的内容,熟悉建立居民健康档案的基本步骤和管理流程,了解社区建档工作中可能遇到的问题。

二、实验内容

社区居民健康档案是社区卫生工作中收集和记录社区居民健康信息的重要工具,对我国建立社区医疗服务体系及顺利推动我国医疗卫生改革具有重要的意义。现以××街道花园社区卫生服务站社区居民健康档案的建立和管理进行实例分析。

(一)背景情况

××街道花园社区卫生服务站,是 2008 年 6 月开始由当地三甲医院承办筹建的。××街道花园社区卫生服务站医务人员包括 2 名医师和 4 名护士。医务人员都经过筛选,首先有下社区意向,调选适合社区并且业务水平及服务能力能代表医院形象的,根据平时身体、业务素质、敬业精神,确实能胜任社区卫生服务工作,服务态度优秀、耐心热心充满爱心的医务人员。2 名医师都是主治医师,其中 1 名医师是 2005 年通过全国专业技术资格考试取得全科医学专业主治医师资格,还参加省全科医师培训班并通过考核;另 1 名主治医师曾经在医院综合门诊坐诊多年,与 2 名主管护师及 2 名护士被分别分批报送参加了市社区卫生服务全科规范培训班并通过考核;截止到 2008 年年底,该站所服务社区住户数共有 1 745 户,常住人口数为 4 680 人,男性为 2 341 人,女性为 2 339 人,其中 60 岁以上老年人数为 378(男性 209,女性 169)人;学龄前儿童 283 人;育龄妇女 1 594 人;残疾人 41 人,其中精神残疾者 9 人。该社区机关企事业单位职工及收入较高个体户比例较高。

(二)开展建档工作

1. 确立建档对象　　按照服务对象对建档对象进行分类,对于到卫生机构接受服务的居民,如确认是本辖区内的首诊常住居民,则可对其解释健康档案的作用,在取得建立健康档案同意的基础上建立健康档案发放健康档案信息卡。辖区内的重点管理人群,包括 0~6 岁儿童、孕产妇、65 岁及以上老年人、慢性疾病患者、严重精神障碍患者和肺结核患者等可以通过开展相应的新生儿访视、产后访视和入户服务等进行健康档案的建立。已建档居民到乡镇卫生院、村卫生室、社区卫生服务中心(站)复诊时,应持居民健康档案信息卡(或医疗保健卡),在调取其健康档案后,由接诊医生根据复诊情况,及时更新、补充相应记录内容。

2. 确定居民健康档案的内容　　居民健康档案应包含以下内容:个人基本信息、健康体检、重点人群健康管理记录和其他医疗卫生服务记录。个人基本信息表和健康体检表见实验表 1-1 和实验表 1-2,填表注意事项参见国家基本公共卫生服务规范(第三版)。

实验表 1-1　个人基本信息表

姓　名：　　　　　　　　　　　　　　　　　　　　　　　　　　编号□□□-□□□□□

性　别	1男　2女　9未说明的性别　0未知的性别　　　　　　□	出生日期	□□□□ □□ □□
身份证号		工作单位	
本人电话		联系人姓名	联系人电话
常住类型	1户籍　2非户籍　□	民族	01汉族　99少数民族_____□

血　型	1A型　2B型　3O型　4AB型　5不详/RH：1阴性　2阳性　3不详　　　　　　　　□/□
文化程度	1研究生　2大学本科　3大学专科和专科学校　4中等专业学校　5技工学校　6高中　7初中　8小学　9文盲或半文盲　10不详　　　□
职业	0国家机关、党群组织、企业、事业单位负责人　1专业技术人员　2办事人员和有关人员　3商业、服务业人员　4农、林、牧、渔、水利业生产人员　5生产、运输设备操作人员及有关人员　6军人　7不便分类的其他从业人员　8无职业　　　□
婚姻状况	1未婚　2已婚　3丧偶　4离婚　5未说明的婚姻状况　　　□
医疗费用支付方式	1城镇职工基本医疗保险　2城镇居民基本医疗保险　3新型农村合作医疗　4贫困救助　5商业医疗保险　6全公费　7全自费　8其他　　　□/□/□
药物过敏史	1无　2青霉素　3磺胺　4链霉素　5其他　　　□/□/□
暴露史	1无　2化学品　3毒物　4射线　　　□/□/□

既往史	疾病	1无　2高血压　3糖尿病　4冠心病　5慢性阻塞性肺疾病　6恶性肿瘤_____　7脑卒中　8严重精神障碍　9结核病　10肝炎　11其他法定传染病　12职业病_____　13其他 □ 确诊时间　年　月/　□ 确诊时间　年　月/　□ 确诊时间　年　月 □ 确诊时间　年　月/　□ 确诊时间　年　月/　□ 确诊时间　年　月
	手术	1无　2有：名称①_____　时间_____/　名称②_____　时间_____　　　□
	外伤	1无　2有：名称①_____　时间_____/　名称②_____　时间_____　　　□
	输血	1无　2有：原因①_____　时间_____/　原因②_____　时间_____　　　□

家族史	父　亲	□/□/□/□/□/	母亲	□/□/□/□/□/
	兄弟姐妹	□/□/□/□/□/	子女	□/□/□/□/□/
	1无　2高血压　3糖尿病　4冠心病　5慢性阻塞性肺疾病　6恶性肿瘤　7脑卒中　8严重精神障碍　9结核病　10肝炎　11先天畸形　12其他			

遗传病史	1无　2有：疾病名称_____　　　□
残疾情况	1无残疾　2视力残疾　3听力残疾　4言语残疾　5肢体残疾　6智力残疾　7精神残疾　8其他残疾 □/□/□/□/□/

生活环境*	厨房排风设施	1无　2油烟机　3换气扇　4烟囱　　　□
	燃料类型	1液化气　2煤　3天然气　4沼气　5柴火　6其他　　　□
	饮水	1自来水　2经净化过滤的水　3井水　4河湖水　5塘水　6其他　　　□
	厕所	1卫生厕所　2一格或二格粪池式　3马桶　4露天粪坑　5简易棚厕　　　□
	禽畜栏	1无　2单设　3室内　4室外　　　□

实验表 1-2　健康体检表

姓　名：　　　　　　　　　　　　　　　　　　　　　　　　　　编号□□□-□□□□□

体检日期	年　月　日	责任医生	
内　容	检　查　项　目		
症状	1无症状　2头痛　3头晕　4心悸　5胸闷　6胸痛　7慢性咳嗽　8咳痰　9呼吸困难　10多饮　11多尿　12体重下降　13乏力　14关节肿痛　15视力模糊　16手脚麻木　17尿急　18尿痛　19便秘　20腹泻　21恶心呕吐　22眼花　23耳鸣　24乳房胀痛　25其他　　□/□/□/□/□/□		

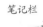
笔记栏

（续表）

内　容	检　查　项　目					
一般状况	体　温		℃	脉　率		次/分钟
	呼吸频率		次/分钟	血　压	左侧	／　mmHg
					右侧	／　mmHg
	身　高		cm	体　重		kg
	腰　围		cm	体质指数(BMI)		kg/m²
	老年人健康状态自我评估*	1 满意　2 基本满意　3 说不清楚　4 不太满意　5 不满意				□
	老年人生活自理能力自我评估*	1 可自理(0～3 分)　2 轻度依赖(4～8 分) 3 中度依赖(9～18 分)　4 不能自理(≥19 分)				□
	老年人认知功能*	1 粗筛阴性 2 粗筛阳性,简易智力状态检查,总分				□
	老年人情感状态*	1 粗筛阴性 2 粗筛阳性,老年人抑郁评分检查,总分				□
生活方式	体育锻炼	锻炼频率	1 每天　2 每周一次以上　3 偶尔　4 不锻炼			□
		每次锻炼时间	分钟	坚持锻炼时间		年
		锻炼方式				
	饮食习惯	1 荤素均衡　2 荤食为主　3 素食为主　4 嗜盐　5 嗜油　6 嗜糖				□/□/□
	吸烟情况	吸烟状况	1 从不吸烟　2 已戒烟　3 吸烟			□
		日吸烟量	平均＿＿＿＿支			
		开始吸烟年龄	岁	戒烟年龄	＿＿＿＿岁	
	饮酒情况	饮酒频率	1 从不　2 偶尔　3 经常　4 每天			□
		日饮酒量	平均＿＿＿＿两			
		是否戒酒	1 未戒酒　2 已戒酒,戒酒年龄:＿＿＿＿岁			□
		开始饮酒年龄	岁	近一年内是否曾醉酒	1 是　2 否	□
		饮酒种类	1 白酒　2 啤酒　3 红酒　4 黄酒　5 其他			□/□/□/□
	职业病危害因素接触史	1 无　2 有(工种＿＿＿＿从业时间＿＿＿＿年) 毒物种类　粉尘＿＿＿＿防护措施　1 无　2 有 　　　　　放射物质＿＿＿＿防护措施　1 无　2 有 　　　　　物理因素＿＿＿＿防护措施　1 无　2 有 　　　　　化学物质＿＿＿＿防护措施　1 无　2 有 　　　　　其他＿＿＿＿防护措施　1 无　2 有				□ □ □ □ □ □
脏器功能	口　腔	口唇　1 红润　2 苍白　3 发绀　4 皲裂　5 疱疹 齿列　1 正常　2 缺齿┼　3 龋齿┼　4 义齿(假牙)┼ 咽部　1 无充血　2 充血　3 淋巴滤泡增生				□ □/□/□ □
	视　力	左眼＿＿＿＿右眼＿＿＿＿(矫正视力:左眼＿＿＿＿右眼＿＿＿＿)				
	听　力	1 听见　2 听不清或无法听见				□
	运动功能	1 可顺利完成　2 无法独立完成任何一个动作				□
查体	眼　底*	1 正常　2 异常				□
	皮　肤	1 正常　2 潮红　3 苍白　4 发绀　5 黄染　6 色素沉着　7 其他				□
	巩　膜	1 正常　2 黄染　3 充血　4 其他				□
	淋巴结	1 未触及　2 锁骨上　3 腋窝　4 其他				□
	肺	桶状胸:　1 否　2 是				□
		呼吸音:　1 正常　2 异常				□
		啰音:　1 无　2 干啰音　3 湿啰音　4 其他				□

笔记栏

（续表）

内　容			检　查　项　目	
查体	心　脏		心率：_____次/分　　心律：1 齐　2 不齐　3 绝对不齐 杂音：1 无　2 有	□ □
	腹　部		压痛：1 无　2 有 包块：1 无　2 有 肝大：1 无　2 有 脾大：1 无　2 有 移动性浊音：1 无　2 有	□ □ □ □ □
	下肢水肿		1 无　2 单侧　3 双侧不对称　4 双侧对称	□
	足背动脉搏动*		1 未触及　2 触及双侧对称　3 触及左侧弱或消失　4 触及右侧弱或消失	□
	肛门指诊*		1 未及异常　2 触痛　3 包块　4 前列腺异常　5 其他	□
	乳　腺*		1 未见异常　2 乳房切除　3 异常泌乳　4 乳腺包块　5 其他	□/□/□/□
	妇科*	外阴	1 未见异常　2 异常	□
		阴道	1 未见异常　2 异常	□
		子宫颈	1 未见异常　2 异常	□
		子宫体	1 未见异常　2 异常	□
		附件	1 未见异常　2 异常	□
	其　他*			
辅助检查	血常规*		血红蛋白_____ g/L　白细胞_____×10⁹/L　血小板_____×10⁹/L 其他_____	
	尿常规*		尿蛋白_____　尿糖_____　尿酮体_____　尿潜血_____ 其他_____	
	空腹血糖*		_____ mmol/L 或_____ mg/dL	
	心电图*		1 正常　2 异常	□
	尿微量白蛋白*		_____ mg/dL	
	大便潜血*		1 阴性　2 阳性	□
	糖化血红蛋白*		_____%	
	乙型肝炎表面抗原*		1 阴性　2 阳性	□
	肝功能*		血清谷丙转氨酶_____ U/L　　血清谷草转氨酶_____ U/L 白蛋白_____ g/L　　总胆红素_____ μmol/L 结合胆红素_____ μmol/L	
	肾功能*		血清肌酐_____ μmol/L　　血尿素_____ mmol/L 血钾浓度_____ mmol/L　　血钠浓度_____ mmol/L	
	血　脂*		总胆固醇_____ mmol/L　　三酰甘油_____ mmol/L 血清低密度脂蛋白胆固醇_____ mmol/L 血清高密度脂蛋白胆固醇_____ mmol/L	
	胸部 X 线片*		1 正常　2 异常	□
	B　超*		腹部 B 超　1 正常　2 异常	□
			其他　1 正常　2 异常	□
	宫颈涂片*		1 正常　2 异常	□
	其　他*			
现存主要健康问题	脑血管疾病		1 未发现　2 缺血性脑卒中　3 脑出血　4 蛛网膜下腔出血　5 短暂性脑缺血发作 6 其他	□/□/□/□
	肾脏疾病		1 未发现　2 糖尿病肾病　3 肾功能衰竭　4 急性肾炎　5 慢性肾炎 6 其他	□/□/□/□

（续表）

内　容		检　查　项　目				
现存主要健康问题	心脏疾病	1 未发现　2 心肌梗死　3 心绞痛　4 冠状动脉血运重建　5 充血性心力衰竭 6 心前区疼痛　7 其他　　　　　　　　　　　　　□/□/□/□/□/□				
	血管疾病	1 未发现　2 夹层动脉瘤　3 动脉闭塞性疾病　4 其他　　　　□/□/□				
	眼部疾病	1 未发现　2 视网膜出血或渗出　3 视乳头水肿　4 白内障 5 其他　　　　　　　　　　　　　　　　　　　　　　□/□/□/□				
	神经系统疾病	1 未发现　2 有　　　　　　　　　　　　　　　　　　　　　□				
	其他系统疾病	1 未发现　2 有　　　　　　　　　　　　　　　　　　　　　□				
住院治疗情况	住院史	入/出院日期	原　因	医疗机构名称	病案号	
		/				
		/				
	家庭病床史	建/撤床日期	原　因	医疗机构名称	病案号	
		/				
		/				
主要用药情况	药物名称	用　法	用量	用药时间	服药依从性 1 规律　2 间断　3 不服药	
	1					
	2					
	3					
	4					
	5					
	6					
非免疫规划预防接种史	名　称	接种日期	接　种　机　构			
	1					
	2					
	3					
健康评价	1 体检无异常　　　　　　　　　　　　　　　　　　　　　　□ 2 有异常 异常 1 异常 2 异常 3 异常 4					
健康指导	1 纳入慢性病患者健康管理 2 建议复查 3 建议转诊　　　　　　□/□/□	危险因素控制：　　　　　　　□/□/□/□/□/□/□ 1 戒烟　2 健康饮酒　3 饮食　4 锻炼 5 减体重(目标_____ kg) 6 建议接种疫苗 7 其他				

（1）个人基本情况包括姓名、性别等基础信息和既往史、家族史等基本健康信息。

（2）健康体检包括一般健康检查、生活方式、健康状况及其疾病用药情况、健康评价等。

（3）重点人群健康管理记录包括国家基本公共卫生服务项目要求的0～36个月儿童、孕产妇、老年人、慢性疾病和重性精神疾病患者等各类重点人群的健康管理记录。

（4）其他医疗卫生服务记录包括上述记录之外的其他接诊记录、会诊记录等。

（5）农村地区在居民个人健康档案基础上可增加家庭成员基本信息和变更情况，以及家庭成员主要健康问题，社会经济状况，农村家庭厨房、厕所使用，禽畜栏设置等信息。

原则上为城乡居民建立健康档案时，都应对居民开展健康体检。体检内容除《国家基本公共卫

笔记栏

生服务规范(2009 年版)》中规定必查的项目以外,还必须检查以下项目:① 空腹血糖。② 血常规:血红蛋白、白蛋白、血小板、红细胞。③ 尿常规:尿蛋白、尿糖、尿酮体、尿潜血。④ 肝功能:血清谷丙转氨酶、血清谷草转氨酶、白蛋白、总胆红素、结合胆红素。⑤ 肾功能:血清肌酐、血尿素氮、血钾浓度、血钠浓度。⑥ 血脂:总胆固醇、三酰甘油、血清低密度脂蛋白胆固醇、血清高密度脂蛋白胆固醇。

3. 设计档案号生成方案　　设计档案号生成方案,以便统一使用。统一为居民健康档案进行编码,采用 17 位编码制,以国家统一的行政区划编码为基础,以村(居)委会为单位,编制居民健康档案唯一编码。同时将建档居民的身份证号作为身份识别码,为在信息平台上实现资源共享奠定基础。

4. 建档的具体方式

(1) 来站建档:发出通知,邀请居民来站建档。对来站居民体检并建立健康档案,宣教卫生健康常识、社区卫生服务内容等。

(2) 通过入户服务(调查)、疾病筛查、健康体检等多种方式,上门建档:居民健康档案的建立是公共卫生服务的基础工作,是社区卫生服务的基础,因为居民由于种种原因不能来站建档,医务人员只好而且必须上门去建档。为避免平时工作时间大多数居民家中无人,可以选择在节假日期间上门建档。

(3) 义诊、讲座期间建档:可选择周日、节假日等利用义诊形式建档;也可组织健康讲座,在讲座前后为听众建档。

(三) 居民健康档案的使用

(1) 已建档居民到卫生院,在调取其档案后,由接诊医师根据复诊情况,及时填写、更新和补充相应记录内容。

(2) 入户医疗卫生服务时,应事先查阅服务对象的健康档案并携带相应表单,在服务过程中记录、补充相应内容,农村到卫生院及时录入档案。

(3) 需要转诊、会诊的服务对象,由接诊医师填写转诊、会诊记录。

(4) 所有的服务记录由责任医师统一汇总。

(四) 居民健康档案的管理

居民健康档案可参照《国家基本公共卫生服务规范(第三版)》中的流程图进行管理(实验图 1-1)。

(五) 制订年度考核内容和方案

1. 督导考核主要内容　　建档数量和质量、档案更新与管理、服务效果、居民满意程度等。

2. 主要评价指标

(1) 建档率:即建档人数在辖区内常住居民数中所占的比例。

(2) 档案合格率:在建立的健康档案中,合格档案所占的比例。

(3) 档案使用率:有动态记录的档案是指一年内健康档案记录有符合各类服务规范要求的有关医疗卫生服务记录。档案使用率即有动态记录的档案份数占档案总份数的比例。

(4) 档案真实率:抽查档案中内容真实的档案份数/抽查档案总份数×100%(真实可以通过电话询问、逻辑判断等)。

(5) 档案管理情况。

问题 1:对于到卫生服务机构已经建档的居民,应开展什么样的健康档案服务工作?

问题 2:居民健康档案应包括的内容有哪些?

问题 3:如何设计和生成档案号?

问题 4:上门入户建档的困难有哪些? 如何去解决这些困难?

问题 5:居民健康档案在使用中应注意什么?

问题 6:如何考核健康档案的工作? 考核中可能的困难有哪些?

问题 7:建立社区居民健康档案的基本步骤是什么? 有哪些注意事项?

笔记栏

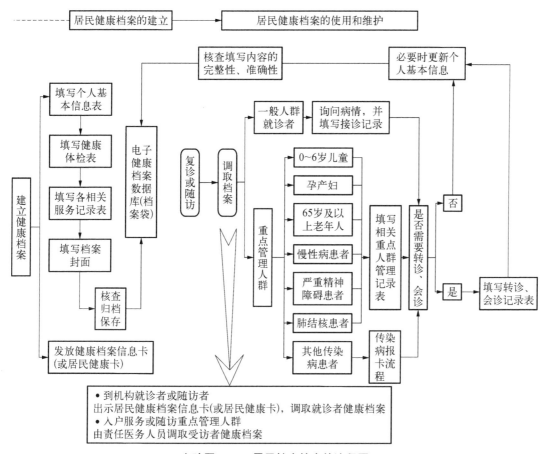

实验图 1-1　居民健康档案的流程图

(卢光玉)

实验二　传染病及突发公共卫生事件报告和处理

一、实验目的

实验目的是通过本次实验的学习和讨论,掌握传染病及突发公共卫生事件的概念、特点、分类,了解传染病及突发公共卫生事件报告和处理流程。

二、实验内容

突发公共卫生事件是指突然发生,造成或者可能造成社会公众健康严重损害的重大传染病疫情、群体性不明原因疾病、重大食物和职业中毒及其他严重影响公众健康的事件。乡镇卫生院、村卫生室和社区卫生服务中心(站)应在疾病预防控制机构和其他专业机构指导下,协助开展传染病疫情和突发公共卫生事件风险排查、收集和提供风险信息,参与风险评估和应急预案制(修)订。

(一) 传染病和突发公共卫生事件的发现、登记

乡镇卫生院、村卫生室和社区卫生服务中心(站)应规范填写门诊日志、入/出院登记本、X 线检查和实验室检测结果登记本。首诊医生在诊疗过程中发现传染病患者及疑似患者后,按要求填写《中华人民共和国传染病报告卡》(实验图 2-1);如发现或怀疑为突发公共卫生事件时,按要求填写《突发公共卫生事件相关信息报告卡》(实验图 2-2)。

笔记栏

中华人民共和国传染病报告卡

卡片编号：_____   报卡类别：1 初次报告   2 订正报告

姓名 *：_____（患儿家长姓名：_____）
身份证号：□□□□□□□□□□□□□□□□□□   性别 *：□男   □女
出生日期 *：_____年___月___日（如出生日期不详，实足年龄：_____ 年龄单位：□岁□月□天）
工作单位：_____   联系电话：_____
病人属于 *：□本县区   □本市其他县区   □本省其他地市   □外省   □港澳台   □外籍
现住址（详填）*：_____省_____市_____县（区）_____乡（镇、街道）_____村_____（门牌号）
患者职业 *：
□幼托儿童、□散居儿童、□学生（大中小学）、□教师、□保育员及保姆、□餐饮食品业、□商业服务、□医务人员、□工人、□民
工、□农民、□牧民、□渔（船）民、□干部职员、□离退人员、□家务及待业、□其他（ ）、□不详
病例分类 *：(1) □疑似病例、□临床诊断病例、□实验室确诊病例、□病原携带者
　　　　　　 (2) □急性、□慢性（乙型肝炎、丙型肝炎、血吸虫病）
发病日期 *：_____年___月___日（病原携带者填初检日期或就诊时间）
诊断日期 *：_____年___月___日
死亡日期：_____年___月___日

甲类传染病 *：
□鼠疫、□霍乱

乙类传染病 *：
□传染性非典型肺炎、□艾滋病（□HIV、□AIDS）、病毒性肝炎（□甲型、□乙型、□丙型、□戊型、□未分型）、□脊髓灰质炎、□
人感染高致病性禽流感、□甲型 H1N1 流感、□麻疹、□流行性出血热、□狂犬病、□流行性乙型脑炎、□登革热、炭疽（□肺炭
疽、□皮肤炭疽、□未分型）、痢疾（□细菌性、□阿米巴性）、肺结核（□涂阳、□仅培阳、□菌阴、□未痰检）、伤寒（□伤寒、□副
伤寒）、□流行性脑脊髓膜炎、□百日咳、□白喉、□新生儿破伤风、□猩红热、□布鲁氏菌病、□淋病、梅毒（□Ⅰ期、□Ⅱ期、□
Ⅲ期、□胎传、□隐性）、□钩端螺旋体病、□血吸虫病、疟疾（□间日疟、□恶性疟、□未分型）

丙类传染病 *：
□流行性感冒、□流行性腮腺炎、□风疹、□急性出血性结膜炎、□手足口病、□麻风病、□流行性和地方性斑疹伤寒、□黑热
病、□包虫病、□丝虫病、□除霍乱、细菌性和阿米巴性痢疾、伤寒和副伤寒以外的感染性腹泻病。

其他法定管理以及重点监测传染病：
□非淋菌性尿道炎、□尖锐湿疣、□生殖性疱疹、□水痘、□肝吸虫病、□生殖道沙眼衣原体感染、□恙虫病、□森林脑炎、□结核
性胸膜炎、□人感染猪链球菌、□人粒细胞无形体病、□不明原因肺炎、□不明原因、□发热伴血小板减少综合征、□AFP、□人
感染 H7N9 禽流感、□H7N9 监测病例、□其他

性别报告附加栏（报告性病时须加填本栏项目）*
监测性病 *：□尖锐湿疣   □生殖性疱疹   □生殖道衣原体感染
婚姻状况 *：□未婚   □已婚   □离异或丧偶   □不详
文化程度 *：□文盲   □小学   □初中   □高中或中专   □大专   □大学   □硕士及以上

实验图 2-1   中华人民共和国传染病报告卡

突发公共事件相关信息报告卡

　　　　　　　　　　　　　　　□初步报告   □进程报告（ 次）   □结案报告

填报单位（盖章）：_____   填报日期：_____年___月___日
报告人：_____   联系电话：_____
事件名称：_____
信息类别：1. 自然灾害；2. 事故灾害；3. 公共卫生事件；4. 社会（公共）安全事件
突发事件等级：1. 特别重大；2. 重大；3. 较大；4. 一般；5. 未分级；6. 非突发事件
初步诊断：_____   初步诊断时间：_____年___月___日
订正诊断：_____   订正诊断时间：_____年___月___日
确认分级时间：_____年___月___日   订正分级时间：_____年___月___日
报告地区：_____省_____市_____县（区）
发生地区：_____省_____市_____县（区）_____乡（镇）

（续图）

详细地点：＿＿＿＿＿＿＿＿＿＿＿＿＿＿＿＿＿＿＿＿

事件发生场所：1.学校；2.医疗卫生机构；3.家庭；4.宾馆饭店写字楼；5.餐饮服务单位；6.交通运输工具；7.菜场、商场或超市；8.车站、码头或机场；9.党政机关办公场所；10.企事业单位办公场所；11.大型厂矿企业生产场所；12.中小型厂矿企业生产场所；13.城市住宅小区；14.城市其他公共场所；15.农村村庄；16.农村农田野外；17.其他重要公共场所；18.如是医疗卫生机构，则：(1)类别：① 公办医疗机构；② 疾病预防控制机构；③ 采供血机构；④ 检验检疫机构；⑤ 其他及私立机构；(2)感染部门：① 病房；② 手术室；③ 门诊；④ 化验室；⑤ 药房；⑥ 办公室；⑦ 治疗室；⑧ 特殊检查室；⑨ 其他场所；19.如是学校，则类别：(1)托幼机构；(2)小学；(3)中学；(4)大、中专院校；(5)综合类学校；(6)其他

事件信息来源：1.属地医疗机构；2.外地医疗机构；3.报纸；4.电视；5.特服号电话95120；6.互联网；7.市民电话报告；8.上门直接报告；9.本系统自动预警产生；10.广播；11.填报单位人员目睹；12.其他

事件信息来源详细：＿＿＿＿＿＿＿＿＿＿＿＿＿＿＿＿＿＿＿＿事件波及的地域范围：＿＿＿＿＿＿＿

新报告病例数：＿＿＿＿＿＿ 新报告死亡数：＿＿＿＿＿＿ 排除病例数：＿＿＿＿＿＿

累计报告病例数：＿＿＿＿＿＿ 累计报告死亡数：＿＿＿＿＿＿

事件发生时间：＿＿＿年＿＿＿月＿＿＿日＿＿＿时＿＿＿分

接到报告时间：＿＿＿年＿＿＿月＿＿＿日＿＿＿时＿＿＿分

首例病人发病时间：＿＿＿年＿＿＿月＿＿＿日＿＿＿时＿＿＿分

末例病人发病时间：＿＿＿年＿＿＿月＿＿＿日＿＿＿时＿＿＿分

主要症状体征：

主要措施与效果：

注：请在相应选项处画"○"。

实验图2－2 突发公共卫生事件相关信息报告卡

（二）传染病和突发公共卫生事件相关信息报告

1. 报告程序与方式　　具备网络直报条件的机构，在规定时间内进行传染病和（或）突发公共卫生事件相关信息的网络直报；不具备网络直报条件的，按相关要求通过电话、传真等方式进行报告，同时向辖区县级疾病预防控制机构报送《传染病报告卡》和（或）《突发公共卫生事件相关信息报告卡》。

2. 报告时限　　发现甲类传染病和乙类传染病中的肺炭疽、严重急性呼吸综合征、脊髓灰质炎、人感染高致病性禽流感患者或疑似患者，或发现其他传染病、不明原因疾病暴发和突发公共卫生事件相关信息时，应按有关要求于2 h内报告。发现其他乙、丙类传染病患者、疑似患者和规定报告的传染病病原携带者，应于24 h内报告。

3. 订正报告和补报　　发现报告错误，或报告病例转归或诊断情况发生变化时，应及时对《传染病报告卡》和（或）《突发公共卫生事件相关信息报告卡》等进行订正；对漏报的传染病病例和突发公共卫生事件，应及时进行补报。

（三）传染病和突发公共卫生事件的处理

1. 患者医疗救治和管理　　按照有关规范要求，对传染病患者、疑似患者采取隔离、医学观察等措施，对突发公共卫生事件伤者进行急救，及时转诊，书写医学记录及其他有关资料并妥善保管。

2. 传染病密切接触者和健康危害暴露人员的管理　　协助开展传染病接触者或其他健康危害

暴露人员的追踪、查找,对集中或居家医学观察者提供必要的基本医疗和预防服务。

3. 流行病学调查　协助对本辖区患者、疑似患者和突发公共卫生事件开展流行病学调查,收集和提供患者、密切接触者、其他健康危害暴露人员的相关信息。

4. 疫点疫区处理　做好医疗机构内现场控制、消毒隔离、个人防护、医疗垃圾和污水的处理工作,协助对被污染的场所进行卫生处理,开展杀虫、灭鼠等工作。

5. 应急接种和预防性服药　协助开展应急接种、预防性服药、应急药品和防护用品分发等工作,并提供指导。

6. 宣传教育　根据辖区传染病和突发公共卫生事件的性质和特点,开展相关知识技能和法律法规的宣传教育。

(四)协助上级专业防治机构

协助上级专业防治机构做好结核病和艾滋病患者的宣传、指导服务及非住院患者的治疗管理工作,相关技术要求参照有关规定。

(五)服务流程

服务流程见实验图2-3、实验图2-4。

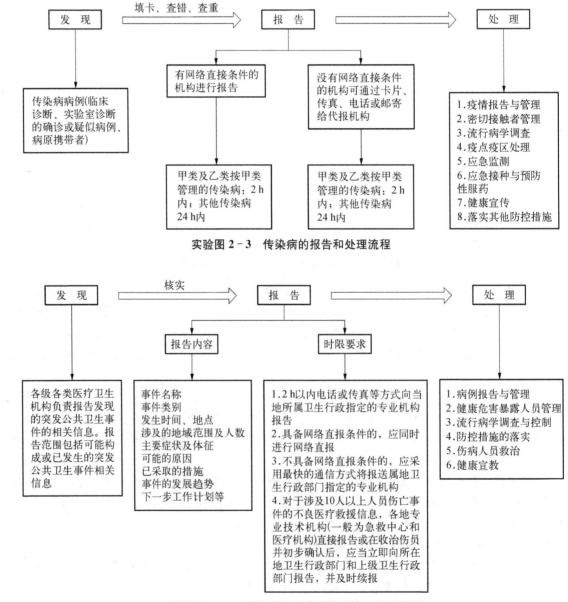

实验图 2-3　传染病的报告和处理流程

实验图 2-4　突发公共卫生事件的报告和处理流程

（六）案例分析

2002 年 11 月,我国广东省发现首例非典型肺炎,这种不明原因的传染性疾病迅速向北京、香港及其他地区传播。2003 年 3 月,WHO 发布警告认为同样的疾病在中国香港和越南出现,并根据其临床症状特点将这种具有极强传染性的呼吸道传染性疾病命名为严重急性呼吸综合征。在其流行期间,全世界共有 26 个国家(3 个地区)报告临床诊断病例 8 098 例。死亡 774 例,全球平均病死率约为 10%。中国内地总发患者数 5 327 例,死亡 349 例。

在全球实验室的合作努力下,很快明确了引起该疾病的病原是一种新型冠状病毒。同时,类似 SARS 2CoV 的病毒很快在中国南方市场上的果子狸体内发现,提示该病毒可能来源于果子狸或其他同类动物的体内,人和动物可能是它的储存宿主,并存在季节性暴发流行的可能性,同时提示 SARS 病毒在下一季节可能再度侵袭。因此,WHO 提出警告要求所有国家提高警惕,预防 SARS 病毒再度袭来,并提高应对 SARS 病毒的能力。

突发公共卫生事件的特点:突发性、时间分布各异、群体性、社会危害严重、综合性。

1. 突发性　　突发公共卫生事件不易预测,突如其来。虽然突发公共卫生事件存在着发生征兆和预警的可能,但是往往很难对其做出准确的预测和识别;很多事件的发生甚至毫无征兆,难以做出能完全避免此类事件发生的应对措施。

2. 时间分布各异　　由自然原因引起的灾害,尤其是气象灾害的时间分布常呈现一定的季节性,如雪灾一般只发生在冬季。然而,人为原因导致的突发公共卫生事件的时间分布多无规律。

3. 地点分布各异　　不同性质的突发公共卫生事件的发生的地点分布也不相同。例如,地震多发生于地壳板块交界处;职业事故多发生在安全保障不力的作业场所;流感的暴发易发生于任何社区。

4. 群体性　　突发公共卫生事件并非仅仅影响少数人的健康,而是波及广泛的社会群体,尤其对社会特殊人群如儿童、老人、妇女等的影响更加突出。

5. 社会危害严重　　突发公共卫生事件往往影响严重,常导致大量伤亡、影响人群的身心健康;还会破坏交通、通信等基础设施,造成巨大的财产损失;甚至可扰乱社会稳定,影响到政治、经济、军事和文化等诸多领域;另外,如放射事故还会伴有严重的后期效应。

6. 综合性　　突发公共卫生事件的发生和应急不仅是一个公共卫生问题,往往涉及社会的诸多方面,是一个社会问题。因此,突发公共卫生事件的应急处理必须由政府统一指挥,综合协调,还需要各有关方面,乃至全社会通力协作,方能合理妥善处理,将危害降至最低。

1. 病例的个案调查

（1）病例的报告:各级各类医疗卫生机构要密切注意就诊人员,发现患者或疑似患者,要严格按照《卫生部关于将传染性非典型肺炎(严重急性呼吸道综合征)列入法定管理传染病的通知》和《卫生部关于规范传染性非典型肺炎疫情报告的紧急通知》要求,以最快的方式向当地疾病预防控制机构报告疫情,首诊医生要认真填写甲乙类传染病报告卡,按有关规定及时上报当地疾病预防控制机构。

（2）接到严重急性呼吸综合征病例和疑似病例报告后,报告病例的医疗机构所在地的县区级疾病预防控制机构或省级卫生行政部门指定的疾病预防控制机构要在最短时间内派出流行病学调查人员,对报告病例进行流行病学个案调查。每个病例的调查原则上要由两人共同完成。同时,派出消毒专业人员到病家和患者的其他滞留点进行终末消毒。

（3）对病例进行个案调查时,尽可能由患者自己回答调查者所提的问题,首诊患者的医疗机构和医护人员要积极配合,并如实提供患者相关诊疗资料。

（4）个案调查采用统一的调查表。

（5）病例调查时,要认真、详细了解和记录患者发病后到过的地方、乘坐过的交通工具和与其有过密切接触的人员的有关情况。

（6）疑似病例确诊、患者痊愈出院或死亡时,收治患者的医疗机构要将患者的诊断、转归情况报

笔记栏

告所在地疾病预防控制中心,同时登记姓名、病历编号、国标码、住院号、纳入当地疫情报告系统。必要时要随访。

(7)调查时要注意:对患者及其密切接触者调查时,调查员要按照医务人员接触诊疗严重急性呼吸综合征患者个人防护有关要求,做好个人防护;调查时要尽量减少对临床诊疗活动的干扰。

2. 对接触者的追踪和管理

(1)疾病预防控制机构根据个案调查获得的信息,及时开展对病例接触者的追踪和调查。

(2)对接触者的医学观察和隔离。

(3)对接触者信息的通报。

3. 资料的管理和利用

(1)病例和密切接触者的流行病学调查资料实行计算机个案化管理,调查表的数据库要逐级上报至中国疾病预防控制中心。

(2)中国疾病预防控制中心负责编制数据库和分析程序、下发各地使用,具体办法有中国疾病预防控制中心另行制定。

(3)各级疾病预防控制中心要加强对流行病学资料的分析,及时向同级政府和卫生行政部门报告分析结果,以指导当地疫情控制工作。

问题1:社区卫生工作人员发现传染病患者及疑似患者后应如何处置?

问题2:上述事件是否为突发公共卫生事件?

问题3:如何开展非典型肺炎流行病学调查报告工作?

(刘　星)

实验三　健康教育与行为干预

一、实验目的

实验目的是通过本次实验的学习和讨论,掌握在社区开展以高血压为代表的慢性疾病健康教育项目设计的要点,熟悉健康教育的传播途径,了解评价健康教育效果的方法。

二、实验内容

高血压是当前全球范围内的重大公共健康问题,也是严重危害人类身体健康的一类症候群。2013年,WHO首次把高血压防控作为世界卫生日的主题,强调要通过控制高血压来降低心脑血管疾病的危险,凸显出高血压防治的重要性。研究显示控制高血压最有效的方法是社区防治。

(一)背景情况

某社区入户调查健康档案普查显示,大于18岁的居民中,高血压的发病率在逐年增高,且有年轻化的倾向。而社区居民中对高血压的相关知识缺乏,对疾病本身重视程度不够,尤其知识层次较低、经济收入较少的高血压患者,对自己疾病的知晓率低、服药依从性低。此外,高血压需采取综合性治疗方法,而一部分患者只采取药物治疗而不改变不良的生活、饮食习惯,一部分高血压患者不坚持长期治疗,药物忽停忽用,疾病控制满意率低。

(二)开展社区高血压防治健康教育实践

1. 健康教育目的/目标的确立　　健康教育的目标可从短期目标和(中)长期目标两方面来设定。

(1)短期目标:提高社区居民高血压相关知识知晓率,提高高血压患者治疗依从性,减少钠盐摄入,坚持适量体育运动。

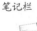
笔记栏

（2）中长期目标：减少高血压发病率、提高高血压患者生存质量、减少高血压并发症的发生。

2. **目标人群的选择**　　目标人群是健康教育项目计划干预或教育的对象或特定群体,目标人群可分为三级：

（1）一级目标人群：指预期接受教育后将直接采纳所建议的健康行为的人群。在本社区中可选定高血压患者及高血压的高危人群。

（2）二级目标人群：指与一级目标人群关系密切,且对一级目标人群的信念、态度和行为有一定影响的人群。在本社区开展防治高血压的健康干预中可选择高血压患者的家属、病友、社区医护人员等作为二级目标人群。

（3）三级目标人群：指对计划的执行与成功有重大影响作用的人群。因此,可选择该社区所在的街道、社区干部及社区健康教育志愿者等作为三级目标人群。

3. **健康教育内容**　　针对不同目标人群开展不同内容的健康教育。

（1）针对正常人群：什么是高血压,高血压的危害,健康生活方式,定期监测血压。

（2）针对高血压的高危人群：什么是高血压,高血压的危害,健康生活方式,高血压的危险因素,有针对性地做行为纠正和生活方式的指导。

（3）针对已确诊的高血压患者：什么是高血压,高血压的危害,健康生活方式,高血压的危险因素,有针对性地行为纠正和生活方式指导；高血压危险分层的概念和意义,非药物治疗与长期随访的重要性和坚持终身治疗的必要性,正确认识抗高血压药物的疗效和副作用。

4. **传播途径**　　针对不同目标人群及所提供的不同的健康教育内容,可以选择多种传播途径、方式相结合进行信息交流。例如：① 健康知识讲座；② 放宣教片；③ 发放宣传手册；④ 对高血压患者随访,定期监测血压,通过健康教育使其知道坚持服药和非药物治疗的重要性,早期诊断,早期治疗,改变不良的生活习惯。

5. **健康干预的效果评价**　　对健康干预项目有效性的判断需密切结合项目立项时所希望达成的目的或目标,在本例高血压防控社区健康教育中,最易于观察到的是短期目标的实现,可用以下指标来反映健康教育项目的有效性：社区 35 岁以上居民,健康教育与行为干预后,高血压相关知识知晓率、吸烟率、饮酒率、坚持体育锻炼的比例变化；高血压患者的治疗率和控制率变化。

问题 1：在社区开展社区居民高血压防治健康教育的目的或目标是什么？

问题 2：社区高血压防治健康教育的目标人群是谁？

问题 3：针对该社区高血压患病及控制现状,行为干预应从哪些方面提供健康教育？

问题 4：针对不同目标人群是否应提供不同健康教育内容？

问题 5：在社区开展高血压防治健康教育,可采取哪些途径传播相关信息？

问题 6：如何判断所设计的健康教育项目在该社区高血压防控中的效果(有效性判断)？

推荐补充阅读书目及网站

Kenneth J. Rothman. Modern epidemiology. Philadelphia：Lippincott Williams & Wilkins，2008.

方积乾.卫生统计学.6 版.北京：人民卫生出版社，2008.

傅华.预防医学.6 版.北京：人民卫生出版社，2013.

国家卫生和计划生育委员会.国家基本公共卫生服务规范(第 3 版)，2017.

格兰茨.健康行为与健康教育理论、研究和实践(第 4 版).北京：中国社会科学出版社，2014.

李幼平.循证医学(研究生).北京：人民卫生出版社，2014.

梁友信.劳动卫生与职业病学.北京：人民卫生出版社，2000.

凌文华.预防医学.3 版.北京：人民卫生出版社，2015.

刘续宝.临床流行病学与循证医学.北京：人民卫生出版社，2013.

沈洪兵,齐秀英.流行病学.8 版.北京：人民卫生出版社，2013.

施侣元.流行病学.北京：人民卫生出版社，2008.

孙长颢.营养与食品卫生学.北京：人民卫生出版社，2007.

孙桂香,姜丽英. 流行病学.4 版. 南京：东南大学出版社，2016.

王心如.毒理学基础.北京：人民卫生出版社，2012.

杨克敌.环境卫生学.北京：人民卫生出版社，2012.

曾光.现代流行病学方法与应用.北京：中国协和医科大学出版社，1996.

詹思延.流行病学.7 版.北京：人民卫生出版社，2012.

张天嵩,钟文昭.实用循证医学方法学.2 版.长沙：中南大学出版社，2016.

中国营养学会.中国居民膳食指南(2016).北京：人民卫生出版社，2016.

朱启星.卫生学.8 版.北京：人民卫生出版社，2013.

安徽医科大学《流行病学》慕课.http://www.icourses.cn/coursestati.c/course_4027.html.

北京大学精品开放课程(流行病学基础 1).http://www.icourse163.org/course/pku-21005.

北京大学《流行病学基础(上)》慕课.http://mooc.guokr.com/course/8584/%E6%B5%81%E8%A1%8C%E7%97%85%E5%AD%A6%E5%9F%BA%E7%A1%80%EF%BC%88%E4%B8%8A%EF%BC%89/.

复旦大学循证医学精品课程网.http://jpkc.fudan.edu.cn/s/189/.

复旦大学预防医学精品课程网.http://www.icourses.cn/coursestatic/course_2462.html.

国家精品课程资源网.http://course.jingpinke.com/search？label＝医药卫生.

南京医科大学《流行病学》慕课.http://www.icourse163.org/course/NJMU－1001754260.

世界卫生组织.http://www.who.int/zh/.

四川大学《循证医学》慕课.http://www.icourses.cn/coursestatic/course_4284.html.

太和医院循证医学中心.http://www.thcebmcr.com/.

天津医科大学精品课程.http://resource.jingpinke.com/details？uuid＝8a833909－1e050e5b－011e－050e5cef－55ae&objectId＝oid：8a833909－1e050e5b－011e－050e5cef－55ab.

天津中医药大学循证医学中心.http://ebm.tjutcm.edu.cn/.

中国疾病预防控制中心.http://www.chinacdc.cn/.

主要参考文献

陈妮妮,韩梅,王禹毅,等.医疗干预措施系统综述中结果概要表简介.现代中医临床,2014,21(2):39-42.

陈薇,刘建平.注册研究的定义、设计及国内外进展.现代中医临床,2014,21(6):23-26.

范春.公共卫生学.厦门:厦门大学出版社,2009.

方积乾.卫生统计学.6版.北京:人民卫生出版社,2008.

傅华.预防医学.6版.北京:人民卫生出版社,2013.

高斌,马海燕.居民健康档案管理存在的问题与对策.中国卫生事业管理,2010,27(4):281-283.

国家突发公共卫生事件应急预案.2006.

国家卫生计生委.国家基本公共卫生服务规范(第3版).2017.

胡俊峰,侯培森.当代健康教育与健康促进.北京:人民卫生出版社,2005.

金志春.正确认识与对待循证医学实践中的缺陷.循证医学,2013,13(5):310-313.

李宁.我国食品安全风险评估制度实施及应用.食品科学技术学报,2017,35(1):1-5.

李琰,李幼平,兰礼吉,等.循证医学的认识论探究.医学与哲学,2014,(7):1-4.

梁友信.劳动卫生与职业病学.北京:人民卫生出版社,2000.

刘筱筱,陈衡平.论我国食品安全民事责任体系的完善——兼评新修《食品安全法》相关规定.食品科学技术学报,
    2016,34(1):2-7.

刘克玲.健康促进与教育是慢性病防控的首要策略.中国健康教育,2013,29(4):291-292.

刘续宝.临床流行病学与循证医学.北京:人民卫生出版社,2013.

吕姿之.健康教育与健康促进.北京:北京大学医学出版社,2002.

罗海波,何来英,叶伟杰,等.2004—2013年中国大陆食物中毒情况分析.中国食品卫生杂志,2015,27(1):45-49.

施侣元.流行病学.北京:人民卫生出版社,2008.

孙长颢.营养与食品卫生学.北京:人民卫生出版社,2007.

孙桂香,姜丽英.流行病学.4版.南京:东南大学出版社,2016.

田本淳,管纪惠.健康教育与健康促进实用方法.北京:北京大学医学出版社,2007.

国务院.突发公共卫生事件应急条例.2003.

王建华.流行病学.7版.北京:人民卫生出版社,2008.

王心如.毒理学基础.北京:人民卫生出版社,2012.

武文娣,吴静,李敏,等.我国社区居民健康档案的发展与研究趋势.中国卫生统计,2007,24(4):444-446.

杨克敌.环境卫生学.北京:人民卫生出版社,2012.

曾光.现代流行病学方法与应用.北京:北京医科大学中国协和医科大学联合出版社,1994.

詹思延.流行病学.7版.北京:人民卫生出版社,2012.

张薇.膳食纤维与营养相关疾病的关系:来自Meta分析的证据.卫生研究,2015,44(2):347-351.

赵加奎,刘惠琳,魏晓敏,等.国内外健康教育现状及发展趋势.健康教育与健康促进,2013,(1):32-34.

中华人民共和国突发事件应对法.2007.

朱启星.卫生学.8版.北京:人民卫生出版社,2013.

世界卫生组织.非传染性疾病.http://www.who.int/topics/noncommunicable_diseases/zh/[2017-12-15].